汉竹编著·健康爱家系列

痛风这样做
止痛降尿酸：

杨长春·主编

升级版

江苏凤凰科学技术出版社

全国百佳图书出版单位

·南京·

图书在版编目（CIP）数据

痛风这样做　止痛降尿酸：升级版 / 杨长春主编 . — 南京：江苏凤凰
科学技术出版社，2021.01
（汉竹·健康爱家系列）
ISBN 978-7-5713-1532-0

Ⅰ．①痛… Ⅱ．①杨… Ⅲ．①痛风—中医治疗法 Ⅳ．① R259.897

中国版本图书馆 CIP 数据核字（2020）第 216569 号

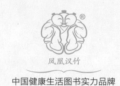

凤凰汉竹

中国健康生活图书实力品牌

痛风这样做　止痛降尿酸：升级版

主　　　编	杨长春
编　　　著	汉竹
责 任 编 辑	刘玉锋　黄翠香
特 邀 编 辑	张　瑜　仇　双　姬凤霞
责 任 校 对	杜秋宁
责 任 监 制	刘文洋

出 版 发 行	江苏凤凰科学技术出版社
出版社地址	南京市湖南路 1 号 A 楼，邮编：210009
出版社网址	http://www.pspress.cn
印　　　刷	合肥精艺印刷有限公司

开　　　本	787 mm×1 092 mm　1/16
印　　　张	14
字　　　数	260 000
版　　　次	2021 年 1 月第 1 版
印　　　次	2021 年 1 月第 1 次印刷

标 准 书 号	ISBN 978-7-5713-1532-0
定　　　价	45.00 元（附赠：经络穴位保健视频）

图书如有印装质量问题，可向我社出版科调换。

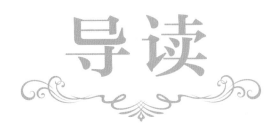

导读

尿酸高就是痛风吗？

痛风患者可以吃哪些蔬菜和水果？

痛风发作时怎样缓解疼痛？

……

痛风是一种慢性病，痛风患者不仅要长期控制饮食，还要警惕痛风并发症，以防会影响生活质量。

防治痛风，关键在于改变平时的不良生活习惯。本书从饮食、生活起居、用药、运动、经络穴位等方面讲解了如何防治痛风，让痛风患者既能很好地控制痛风症状，又能享受美食、享受生活。

主　编：杨长春

副主编：高睡睡　张松筠　马丽艳　王　莉　何玉梅　赵　亮
　　　　陈　卓　胡　静　刘　辉

编　委：白　晶　段媛媛　冯　睿　高　敏　李　晋
　　　　刘明贺　刘雪涛　李慧芳　姜　丽　王春彦
　　　　苑　键　邹德勇　赵海滨　张丹浩　刘园园

常见食物嘌呤含量速查表

注：此部分数值为每 100 克可食部分的嘌呤含量。

第一类 嘌呤含量 ≤ 25 毫克 /100 克

食物名称	嘌呤含量(毫克/100 克)	食物名称	嘌呤含量(毫克/100 克)
奶、蛋等动物来源食物		红薯	2.6
牛奶	1.4	土豆	3.6
奶酪	7	荸荠	2.6
鸡蛋白	3.7	芋头	10.1
鸡蛋黄	2.6	木薯粉	6
鸭蛋白	3.4	淀粉	14.8
鸭蛋黄	3.2	**蔬菜类**	
皮蛋蛋白	2	菠菜	13.3
皮蛋蛋黄	6.6	生菜	15.2
鹌鹑蛋	25	苋菜	23.5
猪血	11.8	圆白菜	9.7
鸭血	11.8	胡萝卜	8.9
海参	4.2	白萝卜	7.5
海蜇皮	9.3	芹菜	8.7
主食及淀粉类		韭菜	25
玉米	9.4	韭黄	16.8
糙米	22.4	青椒	8.7
大麦	17.7	芥蓝	18.5
小米	7.3	生姜	5.3
大米	18.4	芥菜	12.4
荞麦	24.5	香菜	20
通心粉	16.5	大白菜	12.6
麦片	24.4	苦瓜	11.3
面粉	17.1	山药	3.6
米粉	11.1	冬瓜	2.8
燕麦	24.5	丝瓜	11.4
小麦	12.1	黄瓜	14.6
高粱	9.7	茄子	14.3
薏米	25	莴苣	7.2

食物名称	嘌呤含量（毫克/100克）	食物名称	嘌呤含量（毫克/100克）
洋葱	3.5	芒果	2
西红柿	4.6	苹果	1.3
空心菜	17.5	杨桃	1.4
雪里蕻	24.4	香蕉	1.2
榨菜	10.2	李子	4.2
菜花	25	枇杷	1.3
西葫芦	7.2	木瓜	1.6
韭菜花	19.5	黑枣	8.2
木耳	8.8	**其他**	
水果类		蜂蜜	1.2
柠檬	3.4	瓜子	24.2
桃子	1.3	葡萄干	5.4
西瓜	1.1	桂圆干	8.6
哈密瓜	4	**调味品**	
橙子	3	醋	1.5
橘子	2.2	味精	12.3
葡萄	0.9	番茄酱	3
菠萝	0.9	酱油	25
梨	1.1		

第二类 嘌呤含量为 25~150 毫克/100 克

食物名称	嘌呤含量（毫克/100克）	食物名称	嘌呤含量（毫克/100克）
豆类及其制品		**肉类**	
红小豆	53.2	鸡腿肉	140.3
黑豆	137.4	鸡胸肉	137.4
花豆	57	鸡心	125
绿豆	75.1	鸡胗	138.4
豆腐	55.5	鸭肉	138.4
豆腐干	66.5	鸭心	146.9
豆浆	27.75	鸭胗	137.4

食物名称	嘌呤含量（毫克/100克）	食物名称	嘌呤含量（毫克/100克）
鸭肠	121	**蔬菜类**	
猪肉	132.6	油菜	30.2
猪心	65.3	茼蒿	33.4
猪皮	69.8	罗勒叶	33.9
猪腰	32.6	豌豆	75.7
猪脑	65.3	四季豆	29.7
猪肚	132.4	鲍鱼菇	26.7
羊肉	111.5	海带	96.6
牛肚	79.8	笋干	53.6
牛肉	83.7	金针菇	60.9
兔肉	107.5	银耳	98.9
水产类		草菇	26.7
乌贼	89.9	葱	38.2
鳝鱼	92.8	**其他类**	
鳗鱼	113.1	腰果	80.5
旗鱼	109.8	栗子	34.6
黑鳗鱼	140.6	莲子	40.9
草鱼	140.2	杏仁	31.7
鲫鱼	137.1	枸杞子	31.7
红鲋	140.3	黑芝麻	57
刀鱼	134.9	白芝麻	89.5
鱼丸	63.2	花生	95.3
鲍鱼	112.4		
螃蟹	81.6		
蚬子	114		

第三类 嘌呤含量为 150~1000 毫克 /100 克

食物名称	嘌呤含量 (毫克 /100 克)	食物名称	嘌呤含量 (毫克 /100 克)
内脏类		吻仔鱼	284.2
鸡肝	293.5	海鳗	159.5
鸡肠	162.6	秋刀鱼	355.4
鸭肝	301.5	草虾	162.2
猪小肠	262.2	牡蛎	239
猪肝	229.1	蛤蛎	316
猪脾	270.6	蚌蛤	426.3
猪肺	434	干贝	390
牛肝	169.5	**蔬菜类**	
牛肾	213	紫菜	274
水产类		香菇	214
白鲳鱼	238	豆苗	<500
鲢鱼	202.4	豆芽	166
沙丁鱼	345	**其他类**	
乌鱼	183.2	鸡肉汤	150~500
带鱼	391.6	鸡精	<500
三文鱼	250	酵母粉	559.1

低嘌呤食物：指每100克食物含嘌呤小于25毫克的食物。

目录

第一章 认清痛风真面目

第二章 痛风急性发作时该怎么做

第三章 痛风就该这样吃

第四章 防治痛风的中药

第五章 经络穴位调治痛风

第六章 运动缓解痛风

第七章 痛风并发症不可怕

第一章
认清痛风真面目

提起痛风，不少患者都会忆起痛风发作时的剧烈疼痛，让人难以忍受。其实，疼痛只是痛风症状的一个方面，若不及早控制病情，还会引发更多的不良症状。本章介绍了痛风的基本知识，帮患者认清痛风真面目，及早预防和治疗，远离痛风带来的危害。

什么是痛风

痛风是一种因体内尿酸产生过多和尿酸排泄障碍，而引起的血中尿酸升高，使尿酸盐结晶沉积在关节腔、软组织、软骨和肾脏中，引起组织出现炎性反应的一种代谢性疾病。痛风与嘌呤代谢紊乱、尿酸排泄减少所致的高尿酸血症直接相关。

嘌呤

嘌呤是人体必需的物质，它的代谢发生紊乱会导致血液内尿酸含量过多，从而引发痛风。嘌呤是尿酸的先驱物质，由于人体时时刻刻有细胞的生成、分解和合成，在人体内也会形成许多嘌呤。人体内的嘌呤由核酸分解代谢的约占 2/3，另外约有 1/3 的嘌呤来自摄取的食物。这些嘌呤经由肝脏代谢后，产生的最终物质被称为尿酸。体内嘌呤越多，尿酸自然就会越多。

尿酸

尿酸是嘌呤分解代谢的最终产物，一般被视为废弃物。人体内的尿酸有两个来源：一是由体内核酸的分解代谢产生，二是来自日常饮食。正常情况下，尿酸能通过尿液排出体外，但如果肾脏分清泌浊的功能失调，不能过滤所有尿酸，那么尿酸就有可能沉积在关节等部位并导致痛风的发作。一般人体内尿酸的生成量和排泄量大致是平衡的。如果机体内源性尿酸合成和排泄正常，是不会导致高尿酸血症或痛风的。当机体的内在代谢和排泄出现异常时，机体基础血尿酸水平才会升高，使尿酸停留在血液中排不出去，从而产生高尿酸血症。此时如果仍继续大量摄入高嘌呤食物，尿酸将会沉积在关节、皮下组织或肾脏等部位，从而诱使痛风发生。

痛风的类型

根据高尿酸出现的原因，我们将痛风分为两大类：原发性痛风和继发性痛风。

一、原发性痛风

在痛风患者中，这一类型高达约90%，有一定的遗传倾向，其中有阳性家族史①的人占约10%~20%。在原发性患者中，除了约1%的患者是因先天性酶缺乏造成之外，其他大部分患者的发病原因并不明确。近年来随着我国人民生活水平的提高，平均寿命的增长，原发性痛风已经越来越常见。

二、继发性痛风

在痛风患者中，这一类型的比重约占到5%~10%。继发性痛风的发病原因很明确，一般是由某些疾病或药物引发而致。此外，因烧伤、挫伤及过度运动导致的组织破坏，或因摄入蛋白质过量、酗酒、乳酸中毒等都可能诱发继发性痛风。

除了按照高尿酸出现的原因分类，我们还可以按照尿酸生成和代谢的状况分类，将痛风分为尿酸生成过多型、尿酸排泄减少型等。

一、尿酸生成过多型

当人体内的核酸代谢速度过快、产生大量嘌呤，从而导致尿酸在体内大量堆积时，就会出现尿酸生成过多型痛风。此外，人体内的一些酶活性变得异常，也会导致嘌呤代谢旺盛，尿酸生成过多，造成这一类型痛风的出现。

二、尿酸排泄减少型

人体内的游离尿酸经肾脏排出的约占2/3，另外的1/3是在结肠中被细菌降解。排泄减少型的痛风患者多是因为肾脏出现问题，导致尿酸排泄不及时而造成的。

①：患有相同疾病的家族成员的发病情况。

易患痛风的人群

一、中年男性及绝经后的女性

在痛风患者中，男性占大多数，通常在中年发病；女性患者则常在绝经后发病。女性由于体内雌激素可以促进尿酸的排泄，所以在绝经期前很少患痛风，但在绝经期后，由于体内雌激素水平急剧下降，痛风的发病率增高。

二、有痛风遗传背景的人群

高尿酸血症和痛风呈家族聚发倾向。这可能有两种原因：一是环境因素，因为同一家庭的人饮食和生活习惯很相近；二是遗传因素，痛风发病与遗传有关。

痛风有家族性高发的可能，但这并不等同于长辈有痛风后代就一定会得痛风。但在直系亲属关系中，若有两例痛风患者，那么这个家族中下一代患痛风的概率相对较高。

三、肥胖人群

导致肥胖的根本原因是摄入的营养物质热量大于消耗量，因摄食过多使尿酸的生成增多；而消耗少，导致过多的脂肪堆积于体内，当脂肪分解时，体内酸性产物增多，从而会抑制尿酸排泄，使血尿酸水平升高，出现痛风。

四、高血压人群

高尿酸血症与高血压的发生和发展关系密切。主要原因有以下两个方面：

1.高血压的药物治疗中采用了使血尿酸升高的利尿类降压药物，使肾脏对尿酸的重吸收增加，并且抑制了尿酸的排泄，从而导致体内血尿酸水平升高。

2.高血压性肾动脉硬化会导致肾血管阻力增加，有效血流量减少及肾小管受损可引起高尿酸血症。而尿酸盐晶体对小动脉内膜的损害，又加重了高血压，形成恶性循环。

五、高脂血症人群

高脂血症患者在摄入富含脂肪的食物时，摄入的能量增多，会使嘌呤合成亢进，尿酸生成增多；同时脂肪代谢相关产物会抑制尿酸的排泄，导致血尿酸水平上升。此外，高胆固醇血症和高甘油三酯血症均会抑制肾脏尿酸排泄，诱发或加重高尿酸血症。

六、糖尿病人群

高尿酸血症与糖尿病之间有着不可分割的联系。糖尿病诱发高尿酸血症的原因很复杂，主要有以下三个方面：

1.糖尿病早期和胰岛素治疗过程中往往伴随高胰岛素血症，胰岛素通过促进肾小管对尿酸的重吸收，抑制肾脏对尿酸的排泄，使血尿酸水平升高。

2.糖尿病好发于中老年人，往往合并高血压和肾动脉硬化等疾病，造成肾小管缺血和缺氧，引起肾脏功能减退，导致排泄尿酸的能力减退，引发高尿酸血症。

3.某些治疗糖尿病的药物也会影响尿酸的排泄。

七、经常饮酒人群

饮酒是导致血尿酸升高的重要因素之一。在酒精代谢过程中产生的乳酸会抑制肾脏对尿酸的排泄，使尿酸水平升高；过度饮酒可能会造成血酮症，抑制肾脏对尿酸的排泄；酒精能刺激体内嘌呤增加而引起尿酸生成量增多；酒精类饮品还含有较高的嘌呤，大量饮用也可导致嘌呤摄入过多。

八、爱吃肉和海鲜的人群

大多数肉类、海鲜嘌呤含量高，长期过量食用会增加患痛风的风险。

九、运动员

运动员的运动量比平常人大，而且强度也高，导致他们体内ATP（腺嘌呤核苷三磷酸）的分解以及细胞的新陈代谢速度比普通人更快，体内产生的嘌呤就多。再加上很多运动员运动过程中关节、软组织等容易受伤，更容易患痛风。

痛风的分期

根据痛风患者的自然病程及临床表现大致可分为四期：无症状期、急性关节炎期、慢性关节炎期及痛风石、肾脏病变期。

一、无症状期

仅有波动性或持续性高尿酸血症，从血尿酸增高至痛风症状出现的时间可长达数年至数十年，有些可终身不出现症状。但随着年龄增长，痛风的发病风险增加，并与高尿酸血症的水平和持续时间有关。

二、急性关节炎期

常有以下特点：

1.多在午夜或清晨痛风突然发作，疼痛剧烈，受累关节数小时内出现红、肿、热、痛和功能障碍，第一跖趾关节最常见，其余关节依次为踝、膝、腕、指和肘。

2.用秋水仙碱治疗后，疼痛可得以缓解。

3.可伴有发热。

4.可伴发高尿酸血症，但部分患者急性发作时血尿酸水平正常。

5.受寒、受累、饮酒、高蛋白和高嘌呤饮食，以及外伤、手术和感染等均为常见的发病诱因。

三、慢性关节炎期及痛风石

慢性关节炎期可细分为两种情况：

间歇期：痛风发作缓解后，出现无症状阶段，此为间歇期。这一时期可历时数月，数年，甚至十余年。

急性发作期：在慢性关节炎期，时常伴有痛风的急性发作。此时的症状与急性关节炎期相似，发病突然，关节剧痛难忍，而且一部分患者有痛风发作频率增加的趋势，受累关节也越来越多，容易引起慢性关节炎及关节畸形。

在未经合理治疗的痛风患者中，尿酸盐在关节内腔沉积增多。炎症反复发作进入慢性阶段，常出现关节骨质侵蚀缺损及周围组织纤维化，使关节发生僵硬畸形，活动受限。在慢性病变的基础上仍可有急性炎症反复发作，使病变愈发严重，关节畸形也愈发明显，严重影响关节功能。个别患者急性期症状轻微，待出现关节畸形后才被发现。少数患者可累及全身关节包括肩、髋等大关节及脊柱。

痛风石的症状：尿酸盐结晶可在关节附近肌腱、腱鞘及皮肤结缔组织中沉积，形成黄白色、大小不一的痛风石，其状小如芝麻，大如鸡蛋。

四、肾脏病变期

主要表现在三个方面：

1.痛风性肾病：早期仅有间歇性蛋白尿，随着病情的发展呈持续性，伴有肾浓缩功能受损时夜尿增多。晚期会出现肾功能不全，表现为水肿、高血压、血尿素氮和肌酐升高。少数患者表现为急性肾衰竭，出现少尿或无尿，最初24小时尿酸排出增加。

2.尿酸性肾石病：尿酸结石呈泥沙样，常无症状，结石较大者可发生肾绞痛、血尿。当结石引起梗阻时会导致肾积水、肾盂肾炎、肾积脓或肾周围炎，感染可加速结石的增长和对肾的实质性损害。

3.急性肾衰竭：大量尿酸盐结晶堵塞肾小管、肾盂，甚至输尿管，病人突然出现少尿甚至无尿，可发展为急性肾衰竭。

诱发痛风急性发作的常见因素

人体血尿酸水平的迅速波动，会导致痛风急性发作。引起血尿酸水平迅速波动的常见因素有：

1.高嘌呤饮食、酗酒、创伤、外科手术、饥饿、过度疲劳和进食某些药物等因素影响，血尿酸水平可突然升高。

2.运动量过大。适度运动有助于痛风患者控制体重，降低尿酸，但一定要科学合理的运动，不要急于求成，运动量过大同样会引起血尿酸水平急剧升高。因此，痛风患者一定要选择适合自己的运动方式，并安排好合适的运动强度。

3.精神方面，如郁闷、忧愁、悲伤、紧张、愤怒和急躁等情绪波动，也有可能诱发痛风的发作。

痛风十大认知误区

误区一：只要关节不痛，血尿酸水平再高也不用管它

1.如果不及时有效地控制高尿酸血症，易导致痛风性关节炎反复发作，并由急性转化为慢性。

2.血尿酸在关节周围、关节滑膜、骨髓内广泛沉积将导致关节畸形，出现虫噬样、斧凿样骨缺损或骨折。

3.血尿酸在软组织内沉积所形成的痛风石会影响组织的结构和功能，影响日常活动。血尿酸水平越高，持续时间越长，痛风石的发生概率就越高，后果越严重。

4.血尿酸在肾脏大量淤积会导致急性梗阻性肾病，引起急性肾衰竭，也会导致慢性间质性肾炎，甚至最终会发展为尿毒症。

误区二：治疗痛风的药物，对肝、肾毒性大，能不吃尽量不吃

目前治疗痛风的药物主要包括下列三类：镇痛类药物、降尿酸类药物、碱性药物。在考虑是否需要服用治疗痛风的药物时，应遵医嘱，全面权衡用药的利与弊，不能片面强调药物的副作用，而忽略了疾病本身对机体的损害。与炎症和高尿酸血症对机体的损伤相比，药物的副作用可以说相对较轻。因为长期高尿酸血症对肾脏、肝脏、心脏等内脏器官的持续慢性损伤不可逆转，机体难以修复，最终会导致尿毒症、冠心病、中风等严重后果。

误区三：大量运动能降低尿酸

对于痛风患者而言，不恰当的大量运动会诱发和加重痛风。

1.大量运动后，大汗淋漓使血液浓缩，尿量减少，而尿酸主要通过肾脏随尿液排出体外。

2.水和钠是汗液中的主要成分，汗液中的尿酸含量极少，出汗越多，尿量越少，因此血尿酸水平越高。

3.剧烈运动后，人体内乳酸含量增加，乳酸会抑制肾脏对尿酸的排泄，导致血尿酸水平升高。

4.受累、受伤和受寒是痛风发作的常见诱因，关节部位的劳累和受伤更易诱发痛风。因此痛风患者在选择运动方式和运动时间时，一定要尽可能地避开关节容易受累、受伤的运动形式。

误区四：只通过控制饮食，就能完全把痛风控制住

痛风是由遗传因素和环境因素共同作用导致的。高尿酸血症是痛风发病的主要因素，但高尿酸血症只是痛风发病的必要条件而非唯一条件，遗传易感性[1]在痛风发病过程中发挥至关重要的作用。

人体内血尿酸大部分来源于自身新陈代谢，外源性食物进入体内后所产生的尿酸只占少部分，所以控制饮食只能减少外源性尿酸量，对内源性尿酸的产生无任何影响。如果既患有痛风性关节炎，又存在高尿酸血症，那么单纯通过控制饮食，想降低血尿酸水平，进而控制痛风是难以做到的，药物治疗是必要的。

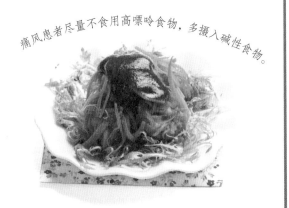

痛风患者尽量不食用高嘌呤食物，多摄入碱性食物。

误区五：治疗过程中痛风发作越来越频繁，说明治疗方法不对

在治疗过程中出现血尿酸水平明显降低，但痛风发作却越来越频繁的患者，多为慢性痛风患者。由于长期患有高尿酸血症，沉积于软组织和关节滑膜表面的尿酸盐晶体，与软组织周围的组织液和关节腔内滑液中的尿酸时刻处于交换状态。治疗过程中血尿酸水平的骤然下降，使组织液和滑液中尿酸突然降低，可导致附着在关节滑膜或软组织中的尿酸盐晶体脱落，脱落的尿酸盐晶体一旦被体内的细胞吞噬，则会引起痛风发作。有学者将这种现象称为"转移性痛风"或"二次痛风"。

临床发现，二次痛风具备下列特点：多在血尿酸水平骤然下降时出现；痛风发作次数明显增加，但疼痛程度明显减轻；随着发作次数的减少，关节红肿程度明显减轻，关节腔内尿酸盐晶体的数量明显减少。

二次痛风虽然会导致痛风一时频繁发作之痛，但从长远的治疗效果来看，一般有利于关节周围及关节腔内尿酸盐晶体的清除，更有利于受累关节的修复。

①：遗传易感性是不同人群、不同个体由于遗传结构不同，在外界环境影响的条件下呈现出易患多基因病的倾向。

误区六：血尿酸降到正常后，不需继续服用降尿酸药物

肾脏对尿酸的排泄减少和体内尿酸的合成增加是导致血尿酸水平升高的主要原因。其中大多数的患者是因肾脏对尿酸的排泄减少所致，只有少部分的患者因尿酸合成增加引起。

饮食控制只能减少体内尿酸合成的原料，使尿酸合成减少，不能改善肾脏对尿酸的排泄，而肾脏对尿酸排泄减少是导致高尿酸血症的主要原因。

目前临床上应用的降尿酸药物主要是通过作用于尿酸合成过程中或尿酸从肾脏排泄过程中的关键环节发挥作用。停止服药后，尿酸代谢和排泄就会逐渐恢复至原来的减少状态。因此血尿酸降至正常后，停止服药，血尿酸水平会逐渐升高。正确的做法是，当血尿酸降至正常后，在医生的指导下，逐渐减量，直到找到一个最小维持量，然后长期维持治疗。

误区七：得了痛风，只能吃糠咽菜

痛风是一种代谢性疾病，不能根治，但能控制，因此饮食和运动是痛风患者需要时刻注意的问题，但并不是说痛风患者终身与美食无缘。痛风患者在急性期应严格控制嘌呤的摄入，尽可能远离酒肉，因为在此阶段，机体处于易损期，尿酸易形成结晶在体内沉积，高嘌呤食物的大量摄入，会引起体内尿酸骤然升高。大量尿酸盐在关节腔内沉积，会进一步加重急性痛风性关节炎的症状，促进痛风性关节炎由急性转为慢性。

急性期过后，痛风性关节炎进入缓解期，此时期患者血尿酸水平会有所升高，但机体对尿酸的耐受能力也有所增强，此时治疗的重点是尽可能将血尿酸水平控制在平均值以内，即男性血尿酸水平应小于300微摩尔/升，女性应小于200微摩尔/升，如果尿酸能够维持在该水平，则患者饮食控制可适当放宽。如果患者痛风性关节炎长期迁延不愈，应严格将血尿酸水平控制在上述范围，同时控制饮食。

误区八：痛风并发高血压时，只要所选择的降压药物降压效果好就行

痛风患者中高血压的发病率较高，由于很多降压药会影响尿酸生成和排泄，导致血尿酸水平增高，甚至诱发或加重高尿酸血症和痛风性关节炎。因此伴有高血压的痛风患者在降压药的选择上应格外小心，不要只考虑降压效果，还应考虑降压药物对痛风和高尿酸血症的影响。

误区九：急性痛风性关节炎发作时，注射几天抗生素就好了

血尿酸水平骤然升高引起的尿酸盐晶体在关节周围或关节腔内形成，或血尿酸水平骤然下降引起沉积在关节周围或关节腔内的尿酸盐晶体突然脱落均可导致急性痛风性关节炎发作。在此过程中，并无细菌、病毒或其他病原微生物的参与。

目前临床上使用的抗生素除抑菌、杀菌外，并无调节自身细胞免疫的功能，因此抗生素对痛风无治疗作用，但抗生素的副作用却难以避免。更有甚者如青霉素、链霉素、抗结核药物等，不但对缓解痛风症状毫无帮助，反而会通过抑制肾脏对尿酸的排泄，导致血尿酸升高，加重痛风病情。因此痛风发作时，除非经过有经验的临床医师判断确实合并了感染，否则不宜使用抗生素。

误区十：秋水仙碱副作用大，痛风急性发作时只好忍着

秋水仙碱是治疗急性痛风性关节炎的传统药物，也是高效药物。秋水仙碱虽有显著的镇痛和消炎效果，但同时也有导致腹泻、腹痛、肝肾损害等副作用。大多数患者都知道痛风发作时，服用秋水仙碱有特效，但由于担心秋水仙碱伤害肝肾，许多患者宁可忍受痛风之痛，也不愿服用秋水仙碱治疗，致使炎症不能及时控制，痛风由急性转为慢性。

急性发作期建议小剂量服用秋水仙碱缓解症状，对比大剂量，疗效相当，而不良反应明显减少。

急性痛风性关节炎以抗炎镇痛为主。通常认为，首次发作时可在缓解后再加降尿酸药，但在服用降尿酸药期间出现发作时，无需停止降尿酸治疗，但具体方案需遵医嘱。

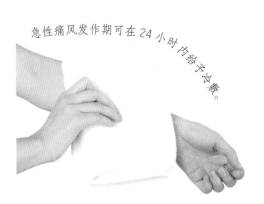

急性痛风发作期可在 24 小时内给予治疗。

如何在早期及时发现痛风

痛风可发于多个年龄段，带来的危害不可忽视，最好及早发现、及早治疗。下面主要介绍怎样在早期发现痛风。

一、注意容易发生痛风的相关情况

1.关节疼痛。特别是对于中老年男性来说，如果突然出现脚趾关节或踝关节、足背等单个关节剧烈疼痛、红肿、活动障碍，应该考虑痛风的可能。

2.有反复发作的肾结石、尿路结石。尤其经过手术等治疗摘除结石后，不久又再度出现结石者，更应该注意。

3.在食用大量的富含嘌呤、蛋白质的食物，如动物内脏，虾、贝类等海鲜之后，或在大量饮酒、劳累、剧烈运动、受寒后出现关节疼痛。

4.家族中有痛风患者。

5.有肥胖症、糖尿病、冠心病等相关疾病者。

6.长期居住在高原、寒冷地区者。

7.有慢性肾脏疾病或者其他代谢性疾病者。

二、进行相关医疗检查

痛风的确诊，在很大程度上依赖于相关检查结果。因此，发现有上述提到的相关情况，怀疑自己患有痛风的人，应该及时就医进行血尿酸浓度检测，同时还要配合医生对检测结果进行综合分析。

血中尿酸水平增高是诊断痛风的依据。但在一些情况下，如患者疼痛已经数日，有明显的摄食量减少，或者用过糖皮质激素等，血尿酸水平可能不高。此时应结合其他病史及临床表现来诊断，并且定期复查血尿酸水平。

早期痛风仅有非对称性软组织肿胀，X线检查对诊断帮助不大。对痛风病程较长、反复发作的患者进行X线检查，可能会发现病变关节处出现凿状圆形缺损的阴影。对于某些不典型、诊断有困难者，还可以进行关节腔镜检查等特殊手段来确诊。

三、诊断性治疗

痛风性关节炎急性发作后，秋水仙碱的良好治疗效果是支持痛风诊断的佐证。对于不能明确是否患有痛风时，可以在专业医师指导下口服秋水仙碱片做诊断性治疗，如果服用药物有效，就可以考虑诊断为痛风，反之则考虑是其他的原因。

总体而言，诊断痛风与其他疾病的临床诊断一样，相关的病史及检查，是诊断的基础。

痛风能根治吗

以目前的医疗水平来说，痛风还不能得到根本医治。但是痛风患者也不用过于悲观，因为痛风病的发作呈间歇性，间隔的时间越长，那随之发作的次数也就越少，对身体的影响也就越低；与此相反，如果间隔的时间越短，发作的次数也就会越多，那身体受到的损害也就会越大。所以，只要了解疾病发作的规律，然后配合科学健康的饮食，再加上药物治疗，就可以使尿酸值得到有效的控制，使发作间隔时间变长、次数变少，降低疾病对身体的伤害。

日常调理痛风的四大疗法

一、饮食疗法

随着生活水平的提高，很多人饮食无度，导致体内营养过剩，给身体健康带来不良影响。长期进食高热量、高脂肪、高蛋白质和高嘌呤的食物会导致肥胖症、糖尿病、高血压、高脂血症等疾病，这些都是代谢综合征的重要组成部分，也就是人们常说的"富贵病""现代流行病"，多是吃出来的病。

研究表明，痛风和高尿酸血症与这些"现代流行病"有着密切的关系。痛风与高血压、高脂血症、糖尿病以及肥胖症有着共同的发病土壤，与人们的生活方式密切相关。

暴饮暴食，尤其是大量食用嘌呤高的食物是引起痛风急性发作的常见诱因。因此，合理的饮食能在科学搭配的基础上吃得丰富、吃得

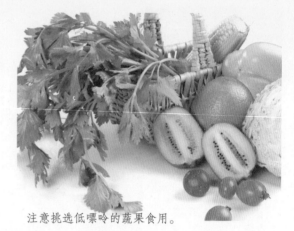

注意挑选低嘌呤的蔬果食用。

健康，不仅可以在一定程度上降低血尿酸水平，从而降低痛风的发病率，还可以降低痛风急性发作的可能。

二、经络穴位疗法

经络是人体气血运行的通道，包括经脉和络脉。经脉是经络系统中的骨干，贯穿着人体的上下，联系着人体的内外，是运行气血的主干道。络脉则是经脉的细小分支，纵横交错，达于全身，把人体各部分联结成一个统一的整体，以保持人体生命活动的协调和平衡。一旦这种平衡被破坏，就会导致疾病的发生。

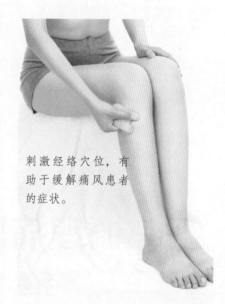

刺激经络穴位，有助于缓解痛风患者的症状。

腧穴是经络气血输注出入的部位，并不是简单的皮肉筋骨，不是孤立于体表的点，与体内的器官有着密切的联系。腧同"输"，具有双向的含义。生理上，从内到外，脏腑气血濡养肢节；病理上，从外到内，是邪气入侵的通道；诊断上，从外到内，反映内部的疾病；治疗上，从外到内，通过外部的刺激，来治疗内部疾病。所以腧穴是疾病重要的反应点和治疗点。

通过刺激经络穴位可以调治很多疾病，其中就包括痛风。痛风发作的主要表现就是关节痛、肌肉痛，而通过刺激经络穴位，就能够直达患处，很好地缓解痛风的症状，很适合痛风患者在缓解期作为辅助疗法使用。

三、运动疗法

运动可以有效地预防痛风症状。适当而合理的运动在增强体质的同时，还能够有效地缓解关节疼痛，同时防止关节挛缩和肌肉废用性萎缩。不过痛风患者需要根据自己的具体情况来进行运动。处于痛风急性期的患者不适合运动，而处于痛风缓解期的患者则可以通过运动来缓解病情。

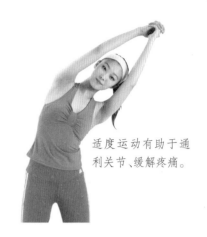

适度运动有助于通利关节、缓解疼痛。

适合痛风患者的运动形式主要有散步、打太极拳、骑自行车、游泳或者做广播体操等。痛风患者在运动的时候，需要遵循循序渐进的原则，持之以恒地坚持运动锻炼，但是一次运动量不要过大，时间也不宜过长。

此外，痛风患者要避免剧烈的体育运动，如跳跃、打球、爬山等，以免使身体大量出汗，血容量、肾血液量和尿素排泄量减少，从而出现高尿酸血症。

四、中药疗法

中药调治痛风主要有药食同源茶饮、膏剂外敷、中药熏洗等多种方法。药食同源类中药通过日常摄入使人体恢复或保持在健康状态，尤其在调养慢性代谢性疾病方面，其效果更佳。

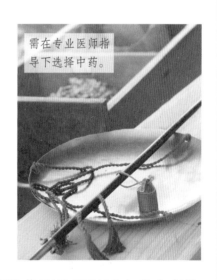

需在专业医师指导下选择中药。

中医认为，痛风是风湿热毒阻于经络关节，气血运行不畅所致。痛风急性发作时，若能配合一些中药制成的膏剂外敷，可起到清热解毒、活血化瘀、消肿止痛的功效。中药熏洗法，是指选配适宜的药组成熏蒸方剂，借助热力将药性渗入皮肤以治疗疾病的传统外治方法。

中药熏洗可改善机体局部微循环，在促进新陈代谢的同时减少炎症产物的堆积，对痛风性关节炎有缓解与治疗作用。

第二章
痛风急性发作时该怎么做

痛风急性发作时，不仅严重影响人体关节的功能，还会影响患者的日常活动，因此，学会并掌握有效缓解疼痛的方法显得尤为重要。

第一章

第三章

第四章

第六章

第五章

第七章

痛风急性发作期宜做

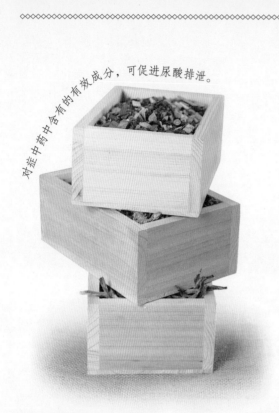

对症中药中含有的有效成分，可促进尿酸排泄。

大量饮水

痛风急性发作时期，需要大量饮水，饮水量要达到 2000 毫升以上。最好喝热水，有利于排尿酸，水温以本人不出现不适感为宜。亦可用碱性绿叶菜汁代替。非急性发作时期一次饮水量不要超过 500 毫升。

⬡ 特别注意

当痛风患者合并严重心功能不全、严重肾功能不全，特别是身体有明显水肿的情况时，要严格限制饮水量。

用中药止疼痛

中药治疗痛风自古就有，常用方剂主要分内服和外用两种。内服主要有益气痛风汤、加味地黄汤；外用可取黄芩、黄柏、大黄、山栀各等份研末，水调后敷肿痛处。栀子蛋清外敷也可止痛。取栀子 25 克，粉碎后过筛，再取蛋清 10 毫升，用烧酒调成稠糊膏敷在患处，用纱布包好。每日换 1 次。

⬡ 特别注意

中药方剂作用较强，应在专业的中医医师指导下用药，切不可自行用药。

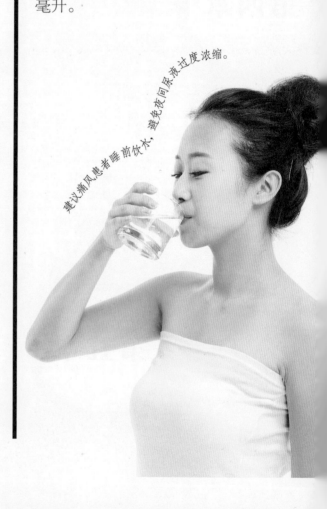

建议痛风患者睡前饮水，避免夜间尿液过度浓缩。

涂高度酒降温缓解

酒可加速热的挥发，故有降温之效。又因痛风属于热痛证，急性小关节肿痛发作时，会出现红肿热痛、局部组织充血甚至水肿的情况。我们可以将高度酒涂于疼痛患处，对皮肤表层进行降温，暂时缓解痛风发作的痛苦。

特别注意

也可选择酒精擦拭物理降温。

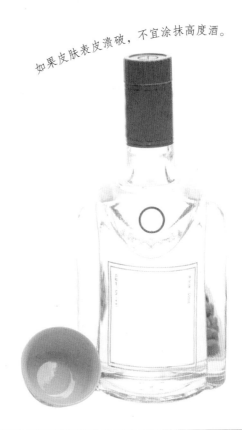

如果皮肤表皮溃破，不宜涂抹高度酒。

卧床，将患肢抬高

痛风急性发作时明显的症状就是感到疼痛，一般情况下，要先缓解疼痛。卧床，将患肢抬高与床面呈 30° 角，以利于静脉血的回流，减轻疼痛。

特别注意

急性痛风性关节炎若得不到及时有效的诊治，易转变成痛风反复发作或慢性痛风性关节炎。所以，在卧床休息的同时也需要遵医嘱服用药物进行治疗。

实际操作时可在患肢下面垫个枕头。

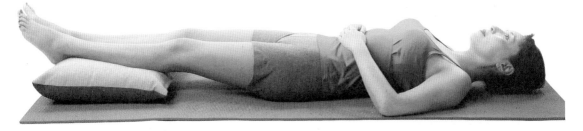

服短效止痛药

痛风急性发作期主要需要抗炎、镇痛治疗，目前常用的药物有秋水仙碱、非甾体类抗炎药、糖皮质激素三类，具体使用哪种药物，要遵从专业医师的指导。

特别注意

尽量避免使用影响尿酸排泄的药物，如青霉素、四环素、大剂量噻嗪类利尿药、维生素B_1、维生素B_3、胰岛素等。

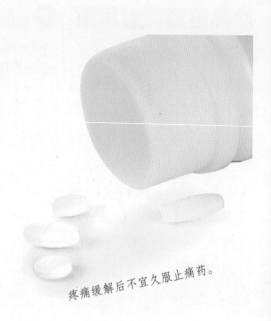

疼痛缓解后不宜久服止痛药。

冰敷快速缓解疼痛

特别注意

痛风急性发作时，局部冰敷10~20分钟即可，以免冻伤。

痛风急性发作时，如果疼痛难以忍受，也可以采用冰敷的方法，冰敷可在一定程度上暂时缓解痛风带来的痛苦。切记不要把冰块直接贴到皮肤上，最好隔着毛巾或保鲜膜。

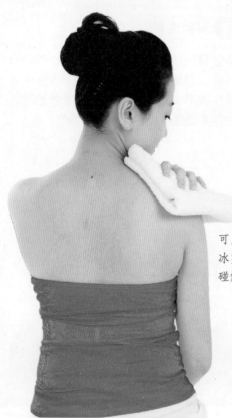

可用毛巾包裹冰块进行冰敷，以避免冰块直接碰触皮肤。

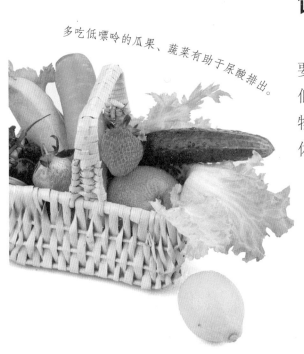

多吃低嘌呤的瓜果、蔬菜有助于尿酸排出。

饮食调理

痛风急性发作期要饮食清淡，保证低脂低糖，食用低嘌呤的食物，适量饮水，以利于体内尿酸排泄。

💡 特别注意

发作期应忌食高嘌呤食物、辛辣刺激性食物，不喝酒类及富含果糖的饮料。

疼痛缓解后适当活动

痛风急性发作时，患者不宜活动。当疼痛缓解后，能下地走路时，就要适当活动，这样可以防止关节处形成尿酸盐结晶，还可以防止因膝盖尿酸盐结晶较多而无法下蹲，导致活动能力越来越差。

💡 特别注意

痛风患者在活动的过程中，在一些关节部位穿戴护具是必要的。护具可以减缓撞击的冲击力，保护关节部位，避免出现关节碰撞导致挫伤。

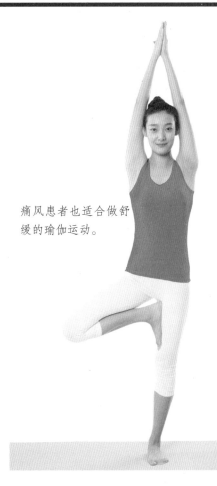

痛风患者也适合做舒缓的瑜伽运动。

装一个保护支架

大部分患者在痛风急性发作时，连一个床单的重量都无法承受，稍微碰到患处就很痛。所以在对疼痛部位进行护理的过程中，要注意避免患处负重，以免使患者疼痛加剧。这时可在床上放支架支托被子，减少患处压痛。

特别注意

手、腕、肘关节受累时，可用夹板固定制动，以减轻疼痛。

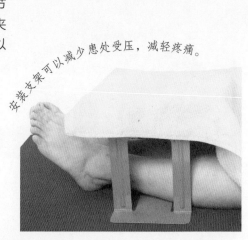

安装支架可以减少患处受压，减轻疼痛。

需在医生的指导下使用此方。

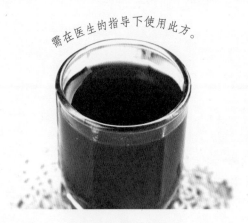

除湿化瘀方

薏米、金钱草各30克，土茯苓、黄芪各20克，车前子、丹参、益母草各15克，大黄10克，甘草5克，水煎服。每日1剂。适用于中医辨证为以湿热为主的急性痛风性关节炎、高尿酸血症。

特别注意

湿热为主的痛风性关节炎主要指因风、寒、湿、热等引起的以肢体关节及肌肉酸痛、麻木、重着、屈伸不利，甚至关节肿大、灼热等为主症的一种疾病。

用通络止痛的汤药熏洗

痛风急性发作期，若肢体关节疼痛剧烈，需要及时止痛。取土茯苓30克，黄柏15克，当归12克，羌活、独活、桂枝、荆芥、防风、秦艽、路路通、川红花各9克，用水煎好。趁热在患处熏蒸、淋洗，每日2~3次，可祛风活血，通络止痛。

特别注意

急性痛风的中医治疗原则是以清热利湿、活血通络为主。此汤剂含有活血化瘀的成分，如川红花、当归等，所以孕妇禁用。

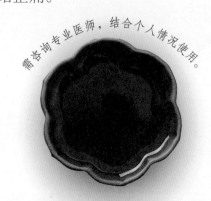

需咨询专业医师，结合个人情况使用。

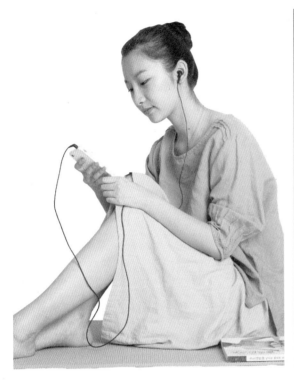

保持愉快心情，也有助于预防痛风发作。

消肿妙招

痛风发作时，可用外涂软膏的方法消肿。将 4~6 片新癀片捣成粉，用扶他林软膏调成糊状，均匀外敷于患处。

痛风发作期，治疗以消炎止痛、消肿为主，平稳期就要以降尿酸为主，尽量长期保持血尿酸低于 420 微摩尔 / 升。

🔶 特别注意

敷药时要避开水疱处、破溃处；敷完可再覆盖一层纱布。

外敷时纱布要勤更换，避免感染。

避免诱发因素

痛风急性发作的诱发因素有急性感染、外科手术、化疗、关节局部损伤、大量饮酒、急性失血以及精神紧张、过度疲劳等。因此，尽量避免这些诱发因素，远离湿冷的环境，勿使关节受到损伤，勿使痛风急性发作。

🔶 特别注意

患者平时适宜穿宽松的鞋袜。如果鞋袜过紧，或者走路时间过长都可能诱发痛风性关节炎。

可用秋水仙碱缓解疼痛

秋水仙碱是目前治疗痛风急性发作的优选药物，要遵医嘱服用。秋水仙碱推荐小剂量使用，副作用会小于大剂量。

⬡ 特别注意

常出现胃肠的不良反应，有恶心、呕吐、腹泻出现时，应停用，严重者需及时就医。血肌酐偏高者慎用。

可考虑使用糖皮质激素

糖皮质激素具有抗炎、抗免疫、抗毒素作用，对于痛风性患者而言，仅仅用于痛风性关节炎急性发作期，秋水仙碱、非甾体抗炎药、糖皮质激素均可选用，但激素宜短期使用。

⬡ 特别注意

激素停用后容易发生"反跳"现象，使原有症状加重，再加上激素其他的副作用，故不能长期使用。

痛风急性发作期不宜做

别立刻服用降尿酸药物

痛风急性发作时，许多痛风患者认为先要降尿酸，其实不然。在急性发作期不要立刻服用降尿酸药，否则可能会加重关节肿痛。

⬡ 特别注意

对于苯溴马隆、丙磺舒等排尿酸药，当患者有中重度肾功能不全或者肾结石时禁止使用。

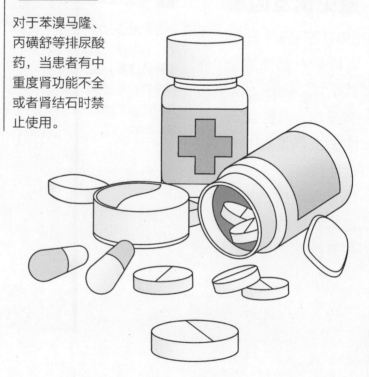

痛风急性发作时不能按摩

痛风大多属于热痛，在急性发作时不宜通过按摩来缓解疼痛。若对疼痛部位进行按摩，可能会加重病情，不利于日后康复。

由于痛风是血尿酸增高到一定程度后引发的疾病，因此，即使关节疼痛好转，也不应该放松治疗，还应按照医嘱有条不紊的继续进行维持治疗。

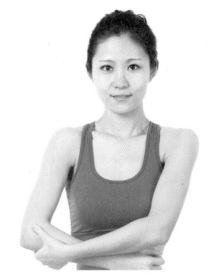

可在疼痛缓解后，再进行辅助按摩治疗。

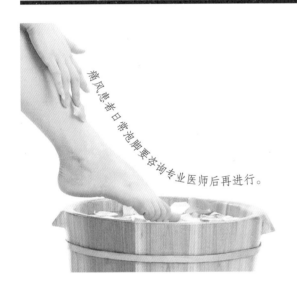

痛风患者日常泡脚要咨询专业医师后再进行。

急性发作期不宜泡脚

痛风急性发作时，受累关节部位红肿、发热、疼痛难忍，这时候用热水泡脚会加重病变部位充血、水肿的症状，非但不能止疼，可能反而会加重疼痛。

特别注意

在痛风急性发作期，任何导致皮肤温度升高、局部血液循环加快的理疗措施，一般都会加重患者局部肿胀及疼痛感，不利于康复。

不宜吃海鲜、喝啤酒

特别注意

沙丁鱼、蚝、蛤、螃蟹等属于海鲜中的高嘌呤食物，痛风患者不宜食用。

对于痛风患者来说，一次性食入大量海鲜易导致血尿酸水平突然升高；而啤酒摄入量大，会阻碍尿酸的排泄。若边吃海鲜边喝啤酒，这无疑是雪上加霜了。

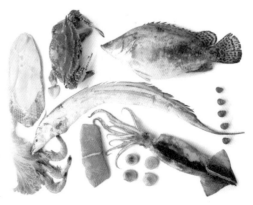

嘌呤高的海鲜易导致血尿酸水平急剧升高，因此要尽量不食。

第三章
痛风就该这样吃

本章先列举了痛风患者的饮食原则和需要注意的事项，再从水果、蔬菜、肉蛋奶类、豆类、水产类等几个方面分别介绍痛风患者宜吃、慎吃和忌吃的食物。帮助痛风患者从选择食物入手，养成健康的饮食习惯。

第一章

第二章

第五章

第七章

第四章

第六章

痛风患者的饮食原则

　　痛风与饮食有着密不可分的联系，因而痛风患者常常会被要求严格控制饮食中嘌呤的摄入，以减少痛风的发作，又称低嘌呤饮食。低嘌呤饮食是一种既能减少嘌呤摄入，又能为痛风患者提供足够营养物质的科学平衡饮食。它既可以帮助患者控制疾病，又让患者的身体健康不受影响。

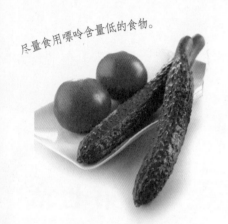

尽量食用嘌呤含量低的食物。

痛风患者饮食控制小贴士

1. 巧吃蔬菜和水果。
2. 重碱性食物，轻酸性食物。
3. 不吃动物内脏，不喝肉汤。
4. 食物品种多样化，少食多餐。
5. 戒酒、戒烟。
6. 限制每日总热量的摄入。

适宜的烹调方法

　　1. 鱼、肉类：嘌呤为水溶性物质，在高温下更易溶于水。所以痛风患者在食用鱼、肉类食物时，可先用沸水汆过后再烹饪，这样就能减少此类食物中的嘌呤含量，同时也减少了热量。

　　2. 调味品：痛风患者因要限制盐和食用油的摄入会使菜肴清淡、乏味，可通过适量葱、姜、蒜、胡椒等调味品而使食物的味道变得可口。

　　3. 痛风患者的饮食尽量选择蒸、煮、炖等烹饪方式，避免煎、炸等烹饪方式。

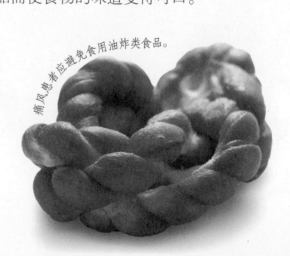

痛风患者应避免食用油炸类食品。

在外就餐时防止病发妙招

　　痛风患者难免会遇到各种各样的应酬或聚会，而在外就餐常常隐藏着发病风险。为了让食物更加美味，餐馆往往添加较多的油、糖和盐等调味品，不适合痛风患者过多食用。

　　因此，痛风患者在外就餐时，应尽量保证热量不过剩、低盐、低脂、低糖，还要注意忌口，如不吃或少吃动物内脏、海鲜等嘌呤含量较高的食物。

　　在饮品方面，痛风患者可以喝些苏打水、矿泉水等几乎不含嘌呤成分的饮品。可以适当饮淡茶，但不宜喝浓茶。不建议喝肉汤、鱼汤、咖啡和酒类饮品。若痛风患者合并糖尿病，还要注意避免喝含糖饮料。

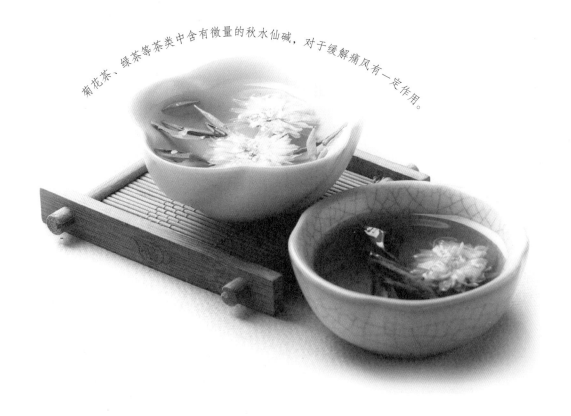

菊花茶、绿茶等茶类中含有微量的秋水仙碱，对于缓解痛风有一定作用。

痛风患者必须知道的饮食宜忌

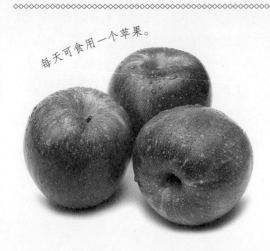
每天可食用一个苹果。

宜多食碱性食物

一般来说，动物性食物、海鲜及酒类的代谢产物为酸性，很多蔬菜、水果类食物的代谢产物为碱性。因此，痛风患者平时宜多吃蔬菜、水果类食物。

❖ 特别注意

碱性食物一般是指含钾、钠、钙、镁等矿物质较多的食物。

宜保持理想体重

痛风患者往往在体重减轻以后，痛风的发作次数减少，发作的程度也减轻。所以预防痛风发作，保持理想的体重是非常重要的。

❖ 特别注意

如超重，应减轻体重，但每周减重不宜超过0.5~1千克。

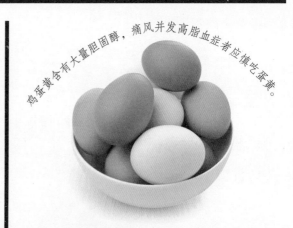
鸡蛋黄含有大量胆固醇，痛风并发高脂血症者应慎吃蛋黄。

宜适量摄取蛋白质

如果缺少人体自身不能合成的几种必需氨基酸，体内分解的嘌呤则无法被利用，这会使血尿酸含量增加，所以适量摄取蛋白质是必要的。蛋白质摄入量以每日每千克体重 0.8~1克为宜，宜以植物蛋白为主。

❖ 特别注意

患有肾病或者肾脏已经受损的痛风患者应注意每日摄入的蛋白质不能过量，否则容易加重肾脏负担。

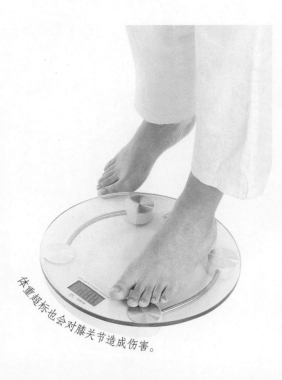
体重超标也会对膝关节造成伤害。

宜选用嘌呤含量低的植物油。

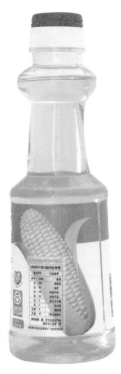

宜控制食物总热量

痛风患者常并发糖尿病、高血压或高脂血症，所以，控制高热量食物的摄入，防止肥胖尤为重要。痛风患者摄入油脂类要以植物性油脂为主，如花生油、玉米油等。在痛风急性发作期，更要严格控制高脂食物的摄入，防止热量过剩引发并发症。

⬡ 特别注意

痛风患可以将每日所需的总热量在三餐中进行合理分配。如早餐占30%，午餐占40%，晚餐占30%。

宜食低嘌呤食物

嘌呤是人体细胞必需的一种物质，它的代谢发生紊乱会导致血液内尿酸过多，从而引发痛风。对于痛风患者而言，每日摄取的嘌呤量不宜超过150毫克。

⬡ 特别注意

金针菇、四季豆、青豆、豌豆等含有较多的嘌呤，不宜多食。

黄瓜嘌呤含量低，且含水量很高，适合痛风患者食用。

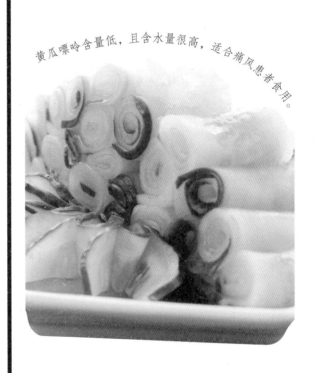

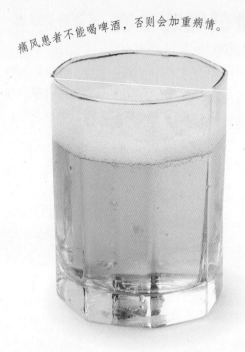

痛风患者不能喝啤酒，否则会加重病情。

忌食高盐食物

痛风患者在日常膳食中应少食高盐食物，盐的摄入量每天宜控制在 2~4 克。特别是对于痛风性肾病人群而言，血尿酸产生过多或排泄减少形成高尿酸血症易导致肾功能受损。而高盐食物易导致水钠潴留，加重肾损伤。

◆ 特别注意

痛风伴随高血压、糖尿病的人群，每天的食盐摄入量宜控制在4克以下。一些隐性的高盐食物，如咸鱼、香肠等也要注意避免过多食用。

忌饮酒

喝啤酒容易诱发痛风。啤酒中的嘌呤含量虽然不是特别高，但如果一次性大量摄入，其含有的酒精会加快人体嘌呤合成速度，使尿酸产量增加，并促进肾小管对尿酸的吸收，阻碍尿酸排泄。正常情况下，尿酸能通过尿液排出体外，但如果血液中的尿酸含量过多，这些尿酸有可能沉积在关节腔处，引发痛风。

◆ 特别注意

吃海鲜的时候尤其不能喝啤酒，否则易导致血尿酸水平急剧升高，加重痛风患者的病情。

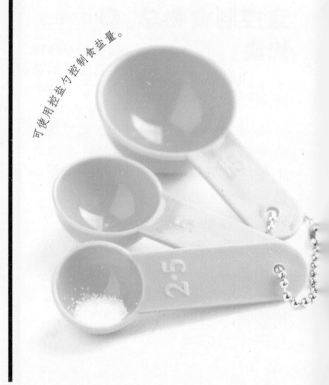

可使用控盐勺控制食盐量。

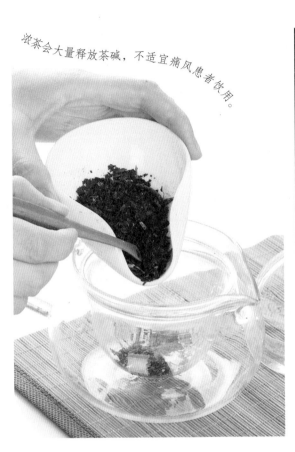

浓茶会大量释放茶碱，不适宜痛风患者饮用。

忌喝火锅汤

吃火锅时，摄入大量富含嘌呤的动物内脏、牛羊肉、海鲜等食物，极易导致痛风发作。所以，痛风患者吃火锅时应以素食为主。此外，切记不要喝火锅汤。有高尿酸血症的人喝了火锅汤极易引发痛风，出现关节红肿疼痛、变形，甚至引起肾病。

特别注意

因为涮火锅时牛羊肉的嘌呤溶解在汤里，火锅汤内嘌呤含量会比肉类高很多，所以痛风患者尤其不要喝嘌呤含量高的牛羊肉汤等。

忌喝浓茶

茶叶中含有少量的嘌呤成分和兴奋剂咖啡碱，所以对尿酸偏高的患者来说，饮茶应有所限制。建议喝茶时尽量淡一些，不宜喝浓茶。浓茶易兴奋神经，出现失眠、心悸和血压增高，诱发痛风发作。

痛风患者还是要以喝白开水为主，或者煮一些利于病情缓解的药茶饮用。

特别注意

除了忌喝浓茶外，也要注意限制含咖啡因饮料的摄入，如咖啡等，这样可减少痛风发生、发展和复发的机会。

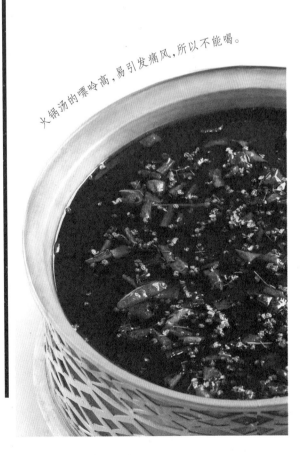

火锅汤的嘌呤高，易引发痛风，所以不能喝。

水果

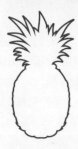

宜吃

菠萝

菠萝嘌呤含量低，而且是碱性[1]水果，尿酸在碱性环境中溶解不易沉积。另外，菠萝富含碳水化合物、维生素C、钾，有助于促进尿酸排泄，从而防治痛风。

防治痛风关键点：碱性、低嘌呤、维生素C、钾

防治痛风吃法

适宜：可以直接去皮食用，也可加凉开水榨成汁。对改善局部血液循环、消水肿有一定作用。

不适宜：患有溃疡及凝血功能障碍的痛风患者慎食。

约 **0.9** 嘌呤含量 毫克/100克

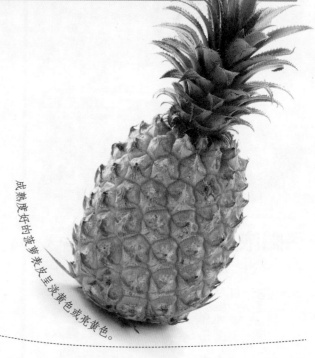

成熟度好的菠萝表皮呈淡黄色或亮黄色。

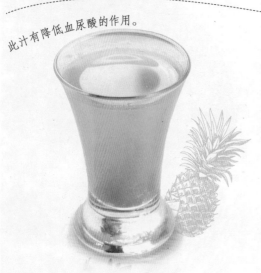

此汁有降低血尿酸的作用。

芹菜菠萝汁

原料：芹菜50克，菠萝70克。

做法：芹菜洗净，切成小段；菠萝去皮，果肉切成小块，用盐水浸泡10分钟。将芹菜段和菠萝块倒入榨汁机中，加适量凉开水一同榨成汁即可。

①：食物酸碱性不是指味道，而是指食物进入人体内呈现出的酸碱性。

橙子

橙子富含维生素C、钾，有助于促进尿酸的排泄，从而不易形成结石。另外，橙子具有一定降低血液中胆固醇的作用，有助于预防痛风并发高血压、高脂血症发生。

宜吃

防治痛风关键点：低嘌呤、钾、维生素C

防治痛风吃法

适宜：可直接去皮食用，也可榨汁或与其他食材搭配做成菜肴。若榨汁应立即饮用，否则橙汁中的维生素C很快就会被氧化。

不适宜：痛风合并糖尿病患者不宜食用；空腹时不宜食用。橙子果糖含量高，不适宜大量食用。

约 **3** 嘌呤含量 毫克/100克

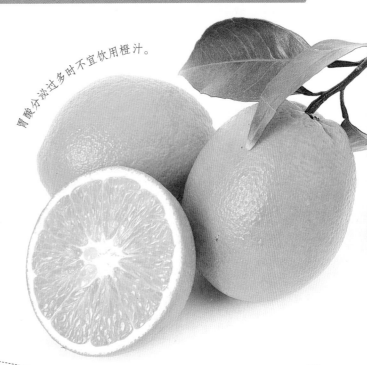

胃酸分泌过多时不宜饮用橙汁。

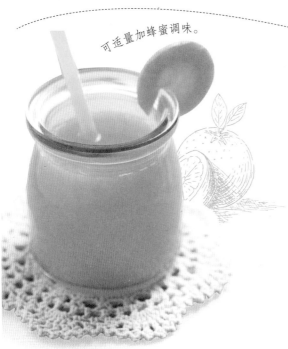

可适量加蜂蜜调味。

胡萝卜橙汁

原料：橙子2个，胡萝卜100克。

做法：橙子洗净，去皮，切块；胡萝卜洗净，去皮，切块。将橙子块、胡萝卜块放入榨汁机中，加适量凉开水一同榨成汁即可。

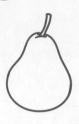

梨

梨多汁，而且嘌呤含量低，急性、慢性及间歇期痛风患者均适宜食用，有助于缓解痛风症状，还有助于化痰止咳，生津润燥。

宜吃

防治痛风关键点：碱性、低嘌呤

防治痛风吃法

适宜：可直接食用，也可榨成梨汁，还可蒸着吃，具有利小便、清热的作用。

不适宜：梨性凉，胃寒的痛风患者应少吃。

约 **1.1** 毫克/100克 嘌呤含量

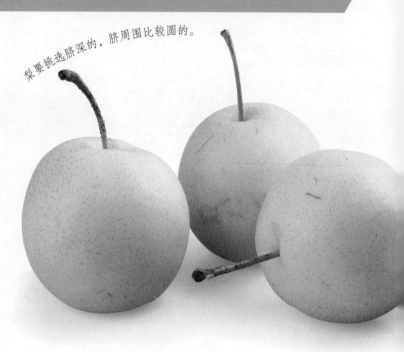

梨要挑选脐深的，脐周围比较圆的。

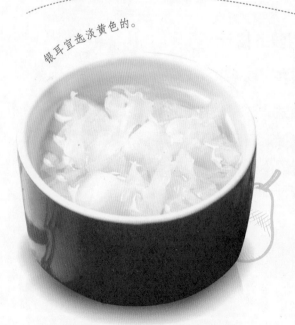

银耳宜选淡黄色的。

银耳梨汤

原料：干银耳3克，梨1个，冰糖适量。

做法：干银耳提前泡发，洗净，撕成小朵；梨削皮，切块。把银耳放入锅中，加水，大火煮开后转小火，熬煮20分钟，加入梨块和冰糖继续炖煮10分钟即可。

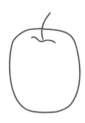

红枣

红枣嘌呤含量低，而且是碱性食物，尿酸在碱性环境中容易溶解，不易形成结石，因而有助于防治痛风。此外，红枣中所含的维生素C也有利于尿酸的溶解。

宜吃

防治痛风关键点：低嘌呤、维生素C、碱性

防治痛风吃法

适宜： 可直接食用，每日宜吃2~3颗，煲汤、煮粥、泡茶亦可。

不适宜： 痛风并发糖尿病患者及腹胀者不宜多食。

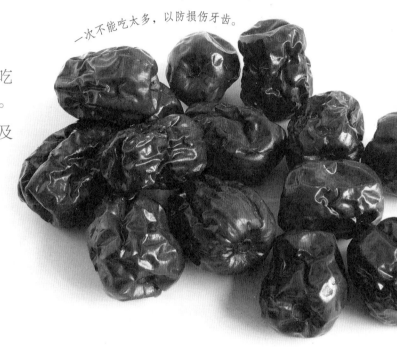

一次不能吃太多，以防损伤牙齿。

约 **6** 嘌呤含量
毫克/100克

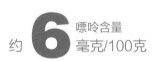

睡前饮用此汤，还有助于睡眠。

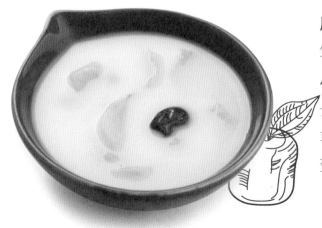

牛奶红薯汤

原料： 红薯 50 克，鲜牛奶 500 毫升，生姜片、红枣各适量。

做法： 红枣洗净；红薯洗净，去皮，切块。锅中放入生姜片、红薯块、红枣，加牛奶煮沸后转小火，煮至红薯变软后关火即可。

橘子

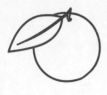

橘子是碱性食物，尿酸在碱性环境中不易形成尿酸盐沉积物，因而常吃橘子有助于防治痛风。另外，橘子中所含的维生素C、钾对降血压也有效果，对痛风并发高血压的患者有一定帮助。

防治痛风关键点：碱性、维生素C

防治痛风吃法

适宜：可直接去皮食用，最好连橘络一起吃，因为橘络有理气通络的作用。橘子吃完后橘皮可以不丢弃，烘干后泡水、煮粥皆宜，还有燥湿、化痰的功效。

不适宜：吃橘子过多易上火，因此一次不宜多食。

约 **2.2** 嘌呤含量 毫克/100克

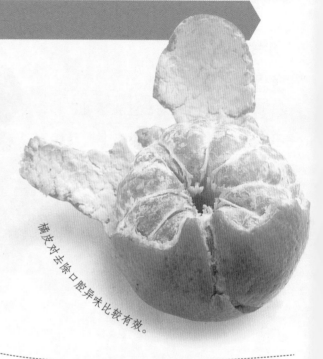

橘皮对去除口腔异味比较有效。

橘子山楂汁宜在饭后饮用。

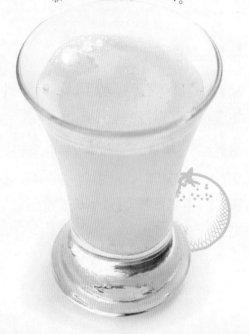

橘子山楂汁

原料：橘子 100 克, 山楂 20 克。

做法：橘子去皮，加水榨汁；山楂洗净，对半切开，去核，入锅，加水煎煮，取汁，与橘汁混合饮用即可。

哈密瓜

哈密瓜富含维生素C，嘌呤含量低，而钾含量高，有助于血液中尿酸的排泄。另外，哈密瓜中所含的维生素C对降血压也有效果，适量食用对痛风并发高血压的患者有一定帮助。

宜吃

防治痛风关键点：碱性、低嘌呤、钾

防治痛风吃法

适宜：可直接去皮食用，也可榨汁。与百合、胡萝卜同食，还可清肺热、止咳。

不适宜：哈密瓜含糖量高，并发糖尿病的痛风患者不宜食用。肥胖的痛风患者要少量食用。

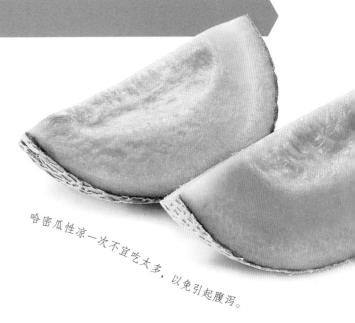

哈密瓜性凉一次不宜吃太多，以免引起腹泻。

约 **4** 嘌呤含量
毫克/100克

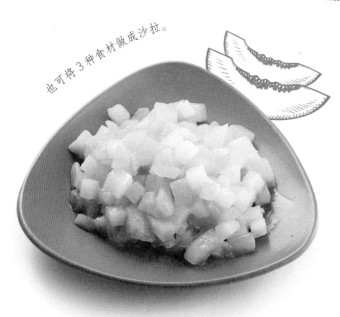

也可将3种食材做成沙拉。

清甜三丁

原料：哈密瓜、山药、黄瓜各40克，食用油、盐各适量。

做法：将3种食材去皮、洗净，切丁。锅中烧开水，放入山药丁煮软后，放黄瓜丁略煮，捞出沥水。锅中放油烧热，放入山药丁、黄瓜丁同炒片刻，再放入哈密瓜丁炒匀，放盐调味后出锅即可。

枇杷

枇杷含有丰富的维生素，有助于改善血管的通透性，还有利于尿酸盐的溶解。枇杷含钾丰富，而钠含量却比较低，有助于减少尿酸盐的产生。

宜吃

防治痛风关键点：低嘌呤、钾

防治痛风吃法

适宜：直接去皮即可食用，也可和冰糖、水一同制成枇杷糖水食用。枇杷有很好的润肺止咳、降胃止呕功效。

不适宜：一次不宜食用过多。痛风合并糖尿病患者要慎食。

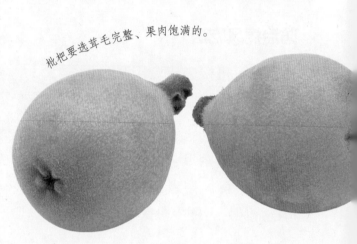

枇杷要选茸毛完整、果肉饱满的。

约**1.3** 嘌呤含量 毫克/100克

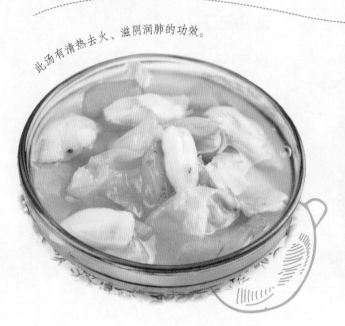

此汤有清热去火、滋阴润肺的功效。

枇杷百合银耳汤

原料：枇杷70克，干百合5克，干银耳3克，冰糖适量。

做法：干银耳泡发，洗净，撕成小朵；枇杷去皮，去核，切块；干百合用清水浸泡30分钟，洗净。锅内放清水，放入银耳、百合和冰糖，煮20分钟后加入枇杷块，再稍煮即可。

苹果

苹果含嘌呤少，且属碱性食物，利于尿酸排泄；还含有较多的钾，有利于平衡体内电解质。另外，苹果含有丰富的维生素、果胶和微量元素，有益人体健康。

宜吃

防治痛风关键点：低嘌呤、钾、果胶

防治痛风吃法

适宜： 可连皮一起直接食用。苹果煮熟吃有助于降血压，伴有高脂血症、高血压的痛风患者宜食用。

不适宜： 苹果果糖含量高，痛风并发肾炎及糖尿病患者不宜多食。

约 **1.3** 嘌呤含量
毫克/100克

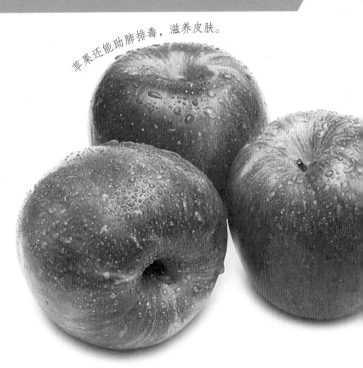

苹果还能助肺排毒，滋养皮肤。

黄瓜苹果玉米汤

原料： 黄瓜半根，苹果1个，玉米半根，盐适量。

做法： 黄瓜、苹果分别洗净，切成丁；玉米洗净，斩段。把黄瓜丁、苹果丁、玉米段放入锅中，加适量水，大火煮开后转小火，煲20分钟，加盐调味即可。

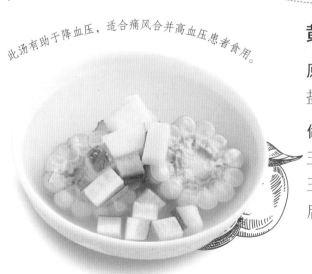

此汤有助于降血压，适合痛风合并高血压患者食用。

木瓜

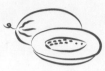

木瓜是碱性食物，尿酸在碱性环境中容易溶解，不易形成结石，因而具有一定防治痛风的作用。此外，木瓜富含维生素C，有利于尿酸的排泄。

宜吃

防治痛风关键点：碱性、维生素C

防治痛风吃法

适宜：成熟度高的木瓜可以直接去皮去子生吃，也可将木瓜煮熟，榨汁饮用。木瓜还可做菜，与肉食同吃，可帮助消化肉食，减轻肠胃负担。

不适宜：木瓜性温，上火期间不宜多食。

约 **1.6** 嘌呤含量 毫克/100克

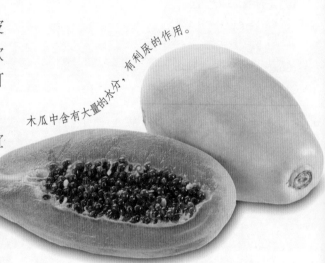

木瓜中含有大量的水分，有利尿的作用。

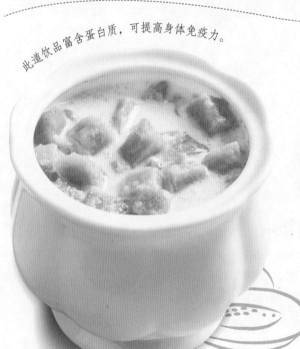

此道饮品富含蛋白质，可提高身体免疫力。

木瓜牛奶露

原料：木瓜100克，牛奶600毫升。

做法：木瓜洗净，去皮、去子，切块。木瓜块放入锅内，加入牛奶，大火煮沸后转小火，煮至木瓜块熟烂即可。

葡萄

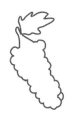

葡萄的嘌呤含量低，是一种碱性食物，而且含水量高，具有利尿功效，有助于减少血液内尿酸的含量。葡萄子富含各种氨基酸、矿物质、花青素，可促进血液循环，有利于尿酸排泄。

宜吃

防治痛风关键点：低嘌呤、碱性

防治痛风吃法

适宜：可直接食用，也可加水榨成葡萄汁，具有降血压、活血通络、防治痛风的作用。

不适宜：葡萄含糖量较高，痛风合并糖尿病患者应慎吃。

约 **0.9** 嘌呤含量
毫克/100克

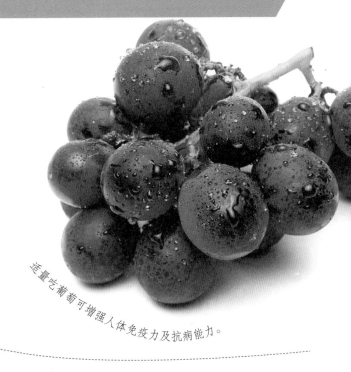

适量吃葡萄可增强人体免疫力及抗病能力。

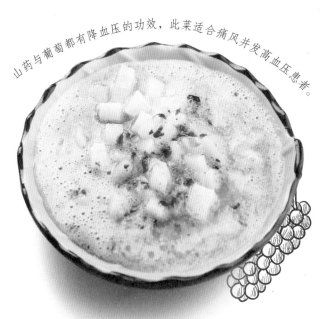

山药与葡萄都有降血压的功效，此菜适合痛风并发高血压患者。

葡萄汁浸山药

原料：葡萄、山药各 100 克，白糖适量。

做法：葡萄洗净，去皮，去子，放入榨汁机中加水榨汁，装碗备用；山药洗净，去皮，在开水里烫一下捞出，切成小丁装盘，放入蒸锅用中火蒸熟；将葡萄汁倒入放凉的山药丁里，调入白糖即可。

石榴

石榴是碱性水果，且富含钾，可利尿，有助于尿酸排泄。此外，石榴含糖量低，痛风并发糖尿病的患者也可食用。

宜吃

防治痛风关键点：碱性、钾

防治痛风吃法

适宜： 吃完石榴后，可将石榴皮洗净、晒干，自制成石榴茶，特别适合痛风并发糖尿病患者饮用。

不适宜： 石榴不宜一次性过多食用，否则易损伤牙齿。

约 **0.8** 嘌呤含量
毫克/100克

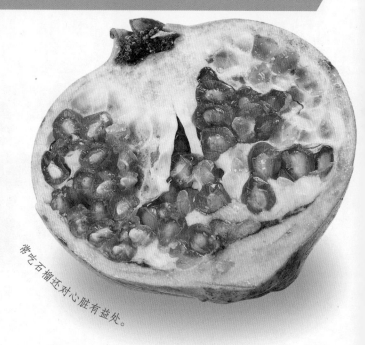

常吃石榴还对心脏有益处。

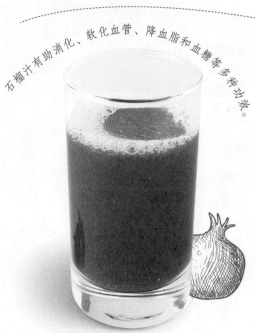

石榴汁有助消化、软化血管、降血脂和血糖等多种功效。

石榴汁

原料： 石榴 1 个。

做法： 石榴去皮，剥下石榴粒，放入榨汁机，加水榨成汁，用滤网过滤即可。

西瓜

西瓜适宜痛风患者食用，一是因其属含嘌呤低的食物，且含有大量水分，可利尿，利于尿酸盐排出；二是其所含的盐类主要是钾盐，可避免尿酸沉积而形成结石。

宜吃

防治痛风关键点：碱性、低嘌呤

防治痛风吃法

适宜：可直接食用，也可榨汁。西瓜皮可以制作菜肴。

不适宜：西瓜含糖量高，痛风并发糖尿病患者不宜一次性大量食用。刚从冰箱拿出的西瓜不宜马上食用。

约 **1.1** 嘌呤含量
毫克/100克

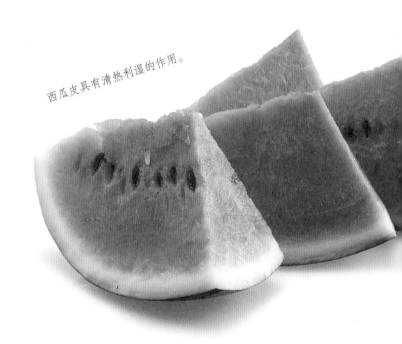

西瓜皮具有清热利湿的作用。

此汁有助于改善小便不利。

西瓜桃子汁

原料：西瓜瓤100克，桃子1个。

做法：将桃子洗净，去皮，去核，切成小块；西瓜瓤切成小块，去掉西瓜子。将桃子块和西瓜瓤块放入榨汁机中，加入适量水榨成汁即可。

香蕉

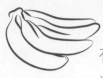

香蕉是含钾的碱性食物，有助于减少尿酸的沉积，有利于尿酸的排泄。另外，香蕉有助于抑制血压升高，适宜痛风并发高血压的患者食用。

宜吃

防治痛风关键点：碱性、低嘌呤、钾

防治痛风吃法

适宜：可直接去皮食用，也可榨汁。痛风并发高血压、冠心病、肥胖症或动脉硬化者可吃香蕉。

不适宜：香蕉果糖含量高，痛风并发糖尿病患者、痛风性肾病患者摄入需适量。

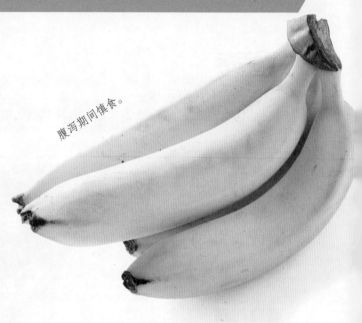

腹泻期间慎食。

约**1.2** 嘌呤含量
毫克/100克

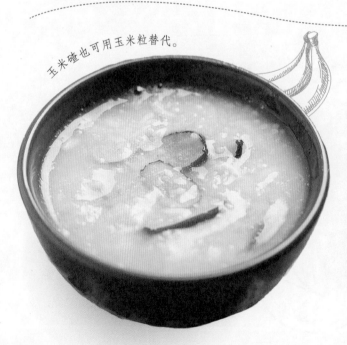

玉米碴也可用玉米粒替代。

香蕉红枣玉米羹

原料：大米、玉米碴各 50 克，香蕉 1 根，红枣片适量。

做法：大米浸泡后洗净；玉米碴倒在碗里，加水用筷子搅拌；香蕉去皮，切片。锅中加水，放大米煮熟，再加入玉米碴煮至黏稠，加入红枣片和香蕉片微煮即可。

李子

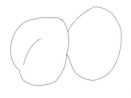

李子含嘌呤少，且含有多种氨基酸，有助于清肝热、利水活血，有利于尿酸盐排出体外。另外，李子血糖生成指数低，适合痛风并发糖尿病的患者食用。

宜吃

防治痛风关键点：低嘌呤

防治痛风吃法

适宜：可直接食用，也可去核榨汁，具有清热生津的功效。李子宜在盐水中浸泡30分钟后再食用。

不适宜：李子一次不宜多吃，多食易上火。

约 **4.2** 嘌呤含量
毫克/100克

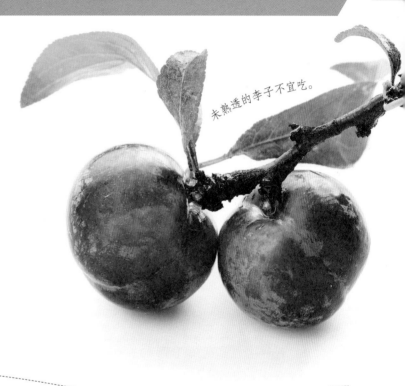

未熟透的李子不宜吃。

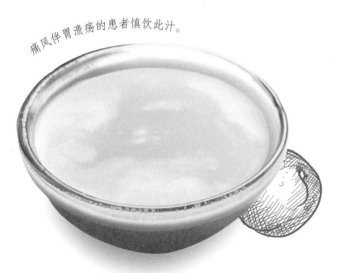

痛风伴胃溃疡的患者慎饮此汁。

鲜李汁

原料：李子50克，蜂蜜适量。

做法：将李子洗净，去核，放入榨汁机中加适量水榨汁，再加适量蜂蜜调匀即可。

杨桃

杨桃是一种低嘌呤、钾含量丰富的水果，水分多、热量低，有一定的利尿作用，还有助于降血脂、降胆固醇，对防治痛风并发肥胖症、高血压及心脑血管疾病有一定作用。

宜吃

> 防治痛风关键点：低嘌呤、钾、水分含量高

防治痛风吃法

适宜：杨桃可生食，也可榨汁、熬汤。

不适宜：脾胃虚寒的痛风患者需慎食。无论生吃或榨汁饮用，不宜加冰。

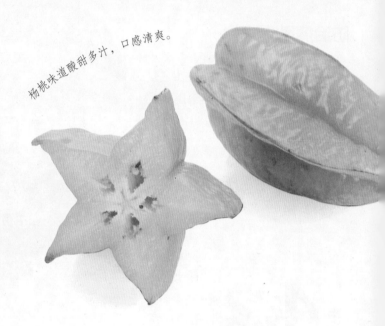

杨桃味道酸甜多汁，口感清爽。

约 **1.4** 嘌呤含量 毫克/100克

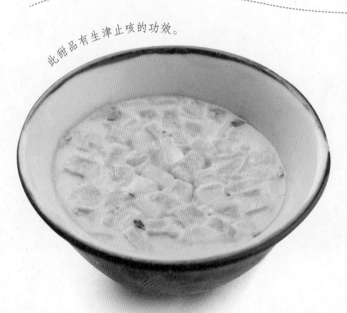

此甜品有生津止咳的功效。

蛋奶炖杨桃

原料：杨桃150克，鸡蛋2个，牛奶200毫升。

做法：杨桃切块。鸡蛋打蛋液，加入牛奶、杨桃块，蒸至鸡蛋凝固即可。

樱桃

樱桃含有丰富的钾，可促进血液循环，增强新陈代谢；另外，樱桃中所含的花色素、花青素等，有助于尿酸的排泄。但是由于樱桃含糖量比较高，伴有糖尿病的痛风患者应慎食。

特别注意

樱桃嘌呤含量约为25毫克/100克。

慎吃

糖尿病患者不宜多吃。

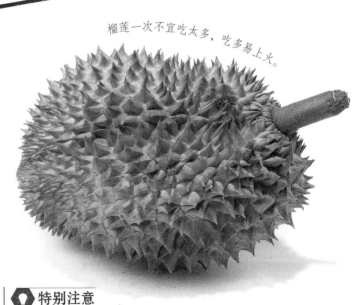

榴莲一次不宜吃太多，吃多易上火。

榴莲

榴莲是碱性食物，尿酸在碱性环境中容易溶解，不易形成结石。榴莲中含有丰富的钾元素，可以减少尿酸沉积；还含有丰富的维生素E，适量食用能阻碍尿酸盐的产生。但是，榴莲中还含有丰富的糖类和脂肪，伴有肥胖症、糖尿病、肾病的痛风患者慎食。

特别注意

榴莲嘌呤含量约为50毫克/100克。

慎吃

无花果

无花果不仅是碱性果品，利于体内尿酸排泄，还属于高纤维果品，有助于净化肠道。但是，无花果中含有大量葡萄糖和果糖，痛风并发糖尿病的患者慎食，否则可能会导致血糖升高。

特别注意

无花果嘌呤含量约为64毫克/100克。

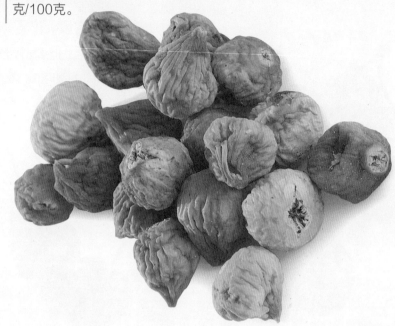

无花果皮可以缓解腹泻。

清洗杨梅时可在水中加一勺盐。

杨梅

杨梅是钾含量较高的碱性食物，含有的有效成分有助于抗炎、消除体内自由基，利尿益肾，有助于嘌呤的代谢。所含的果酸有助于抑制糖类转化为脂肪，痛风并发肥胖症的患者宜食。但是，痛风并发糖尿病及溃疡病的患者应慎食。

特别注意

杨梅嘌呤含量约为50毫克/100克。

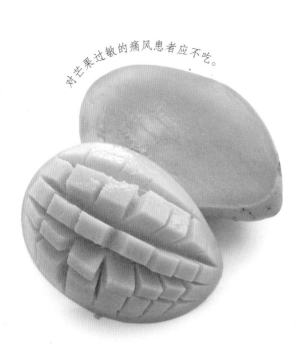

对芒果过敏的痛风患者应不吃。

芒果

芒果含有的果糖较多，易影响嘌呤的代谢，一次性或经常大量食用芒果，容易增加患痛风的风险。特别是痛风并发糖尿病的人群更应少食。

特别注意

芒果易对皮肤黏膜产生刺激从而引发过敏，特别是没有熟透的芒果。有皮肤病的痛风患者慎食。

慎吃

荔枝

荔枝是一种低嘌呤食物，食用荔枝不会导致血中的尿酸水平增高。但是痛风患者不宜大量食用荔枝，因为荔枝含有丰富的果糖，大量食用可能会导致一过性的尿酸水平增高，引发尿酸波动。

特别注意

合并高血糖、高脂血症的痛风患者应慎食荔枝。

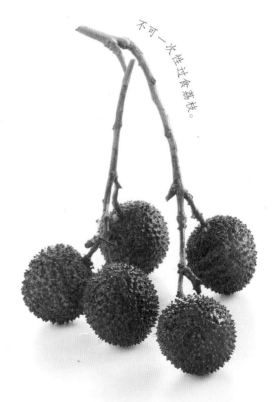

不可一次性过食荔枝。

蔬菜

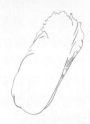

大白菜

大白菜含有的膳食纤维能润肠通便，增加饱腹感，排出体内毒素，适合需要减肥的痛风患者。另外，大白菜可以延缓血糖上升，适合痛风并发糖尿病的患者食用。

宜吃

防治痛风关键点：低嘌呤、膳食纤维

防治痛风吃法

适宜： 大白菜做法多样，营养丰富，符合痛风患者饮食清淡的原则，含有的丰富营养素还可增强患者的新陈代谢能力。

不适宜： 大白菜性偏寒凉，胃寒、大便溏泻的痛风患者不可多食。

约 **12.6** 嘌呤含量 毫克/100克

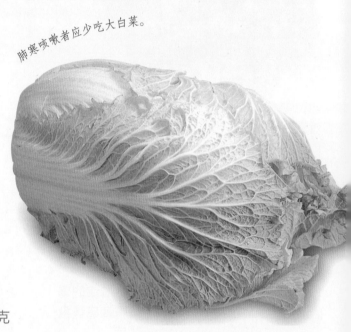

肺寒咳嗽者应少吃大白菜。

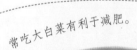

常吃大白菜有利于减肥。

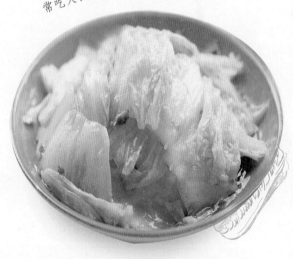

醋熘白菜

原料： 大白菜 100 克，醋、盐、食用油、料酒、淀粉各适量。

做法： 大白菜洗净，切片；将醋、盐和料酒调成调味汁。锅内放油烧热，放入大白菜片略煸炒后，倒入调味汁，翻炒至熟后用淀粉勾芡，装盘即可。

空心菜

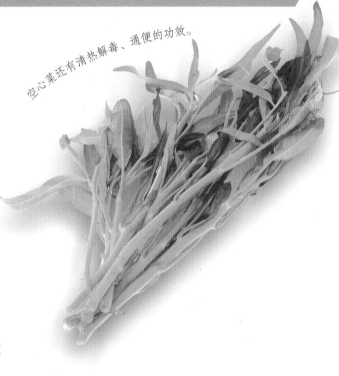

空心呈碱性，有助于尿酸的排泄。另外，空心菜有助于降血糖，并发糖尿病的痛风患者可经常食用。常吃可清热凉血、利尿除湿。

宜吃

防治痛风关键点：低嘌呤、碱性

空心菜还有清热解毒、通便的功效。

防治痛风吃法

适宜： 食用空心菜时宜加点大蒜，大蒜有助于降血脂及预防冠心病和动脉硬化，并有助于防止血栓的形成，对防治痛风并发糖尿病、心血管疾病有帮助。

不适宜： 空心菜性寒，胃寒、腹泻的痛风患者应慎食。

约 **17.5** 嘌呤含量
毫克/100克

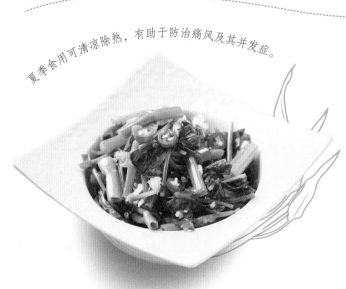

夏季食用可清凉除热，有助于防治痛风及其并发症。

蒜蓉空心菜

原料： 空心菜 200 克，食用油、盐、生抽、白醋、蒜瓣、红椒各适量。

做法： 空心菜择去老茎，掰成段；蒜瓣切末；红椒切圈。锅中热油，放入蒜末、红椒圈爆香，放入空心菜，再加适量盐、白醋、生抽，炒熟盛盘即可。

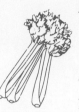

芹菜

芹菜中的钾元素有助于促进尿酸排泄，防止结石的产生。另外，芹菜中的膳食纤维有助于降低胆固醇含量，是痛风及其并发症患者理想的食材。

宜吃

防治痛风关键点：低嘌呤、钾、膳食纤维

防治痛风吃法

适宜：芹菜可凉拌、炒食，还可与其他蔬果一起榨汁，尤其适合痛风并发高血压的患者食用。

不适宜：脾胃虚寒、肠滑不固、血压偏低的痛风患者，不宜多吃芹菜。

芹菜有清热解毒、消除烦躁的功效。

约 **8.7** 嘌呤含量
毫克/100克

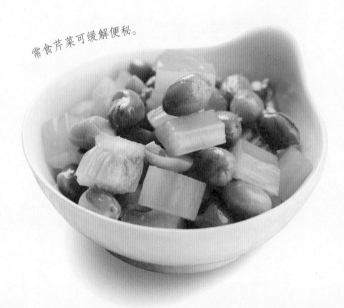

常食芹菜可缓解便秘。

芹菜拌花生

原料：芹菜150克，花生仁30克，盐、醋各适量。

做法：花生仁浸泡10分钟；芹菜洗净，切段。锅中加水煮沸，放入芹菜段焯熟，再放花生仁煮熟捞出。将两者混合，放入盐、醋拌匀即可。

西葫芦

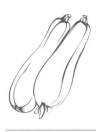

西葫芦在体内被消化后呈碱性，易于尿酸盐的溶解，从而减少尿酸盐的沉积。其所含的维生素E有助于控制人体内尿酸盐含量的升高。

宜吃

防治痛风关键点：低嘌呤、碱性

防治痛风吃法

适宜：西葫芦可炒食，可做汤。西葫芦热量低，是痛风并发糖尿病、肥胖症、高脂血症患者的优选食物。

不适宜：脾胃虚寒的痛风患者少吃。

约 **7.2** 嘌呤含量
毫克/100克

西葫芦是低热量、低脂肪蔬菜。

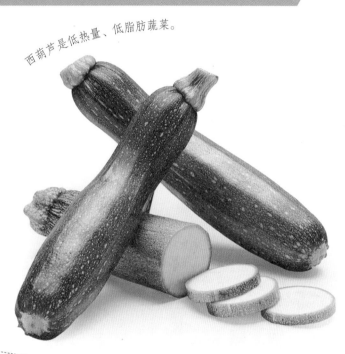

西红柿炒西葫芦

原料：西葫芦 200 克，西红柿 150 克，食用油、盐、大蒜各适量。

做法：西葫芦洗净，去瓤，切片；西红柿洗净，切小块；大蒜切片。锅热放油，加大蒜爆香，放西葫芦片翻炒，待西葫芦片软塌时放入西红柿块，加盐调味，大火翻炒。待西红柿块变软后，加少许水，改小火焖 2 分钟即可出锅。

两者都富含水分，食之可利尿。

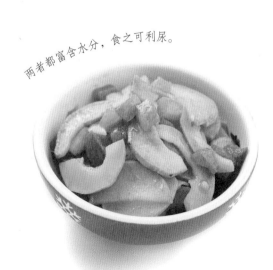

苦瓜

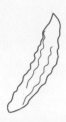

苦瓜钾含量较高，有利于尿酸排泄，减少血液中尿酸盐的含量。苦瓜中的膳食纤维和果胶，有助于降血脂，并发高血压、高脂血症的痛风患者可经常食用。

宜吃

防治痛风关键点：低嘌呤、钾

防治痛风吃法

适宜：苦瓜可炒食，可做汤。将新鲜苦瓜切成片、晒干，痛风并发糖尿病的患者可随时拿几片泡水喝，有助于降血糖。

不适宜：脾胃虚寒的痛风患者慎食。

约**11.3** 嘌呤含量 毫克/100克

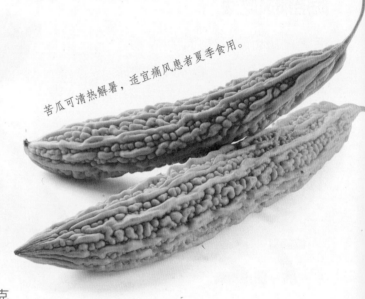

苦瓜可清热解暑，适宜痛风患者夏季食用。

苦瓜含有较多草酸，吃时宜先焯水。

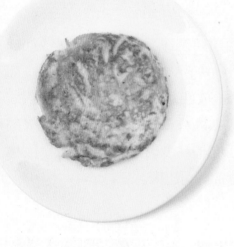

苦瓜鸡蛋饼

原料：苦瓜 200 克，鸡蛋 100 克，葱花、食用油、盐各适量。

做法：苦瓜去子和白瓤，切片，用热水焯一下，捞起切碎。鸡蛋打散，加葱花、盐、苦瓜碎搅拌。平底锅加油烧热，倒入苦瓜蛋液，小火慢煎至熟即可。

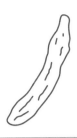

黄瓜

黄瓜的嘌呤含量低，含水量高，有利于尿酸盐的溶解和排泄。黄瓜热量低，有助于抑制糖分转化为脂肪，能预防痛风并发高血压、冠心病、糖尿病。

宜吃

防治痛风关键点：低嘌呤、水分含量高

防治痛风吃法

适宜：用大蒜和醋调味做成的凉拌黄瓜，有助于抑制糖类转化为脂肪，对肥胖的痛风患者有一定益处。

不适宜：黄瓜性凉，脾胃虚寒的痛风患者不宜多吃。

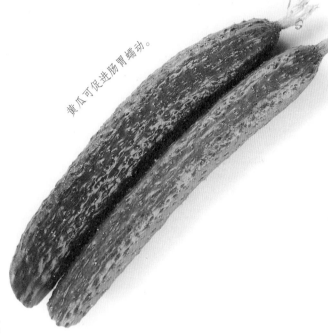

黄瓜可促进肠胃蠕动。

约 **14.6** 嘌呤含量 毫克/100克

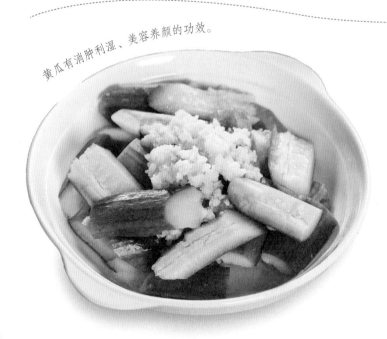

黄瓜有消肿利湿、美容养颜的功效。

蒜蓉拌黄瓜

原料：黄瓜2根，蒜蓉、香油、醋、盐各适量。

做法：黄瓜洗净，拍打，切段。黄瓜段上撒盐，加醋、香油、蒜蓉拌匀即可。

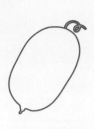

冬瓜

冬瓜的嘌呤含量很低，含有大量水分，利于尿酸排泄。而且冬瓜含有的有效成分有助于抑制淀粉、糖类转化为脂肪，适合痛风并发肥胖症的患者食用。

宜吃

防治痛风关键点：低嘌呤、水分含量高

防治痛风吃法

适宜：冬瓜可炒食、炖煮。冬瓜和薏米搭配煮汤，消肿利尿，排尿酸效果更佳。

不适宜：冬瓜性凉，脾胃虚寒、易泄泻的痛风患者要慎食。

约 **2.8** 嘌呤含量 毫克/100克

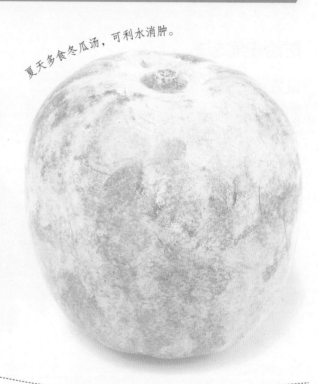

夏天多食冬瓜汤，可利水消肿。

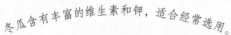

冬瓜含有丰富的维生素和钾，适合经常选用。

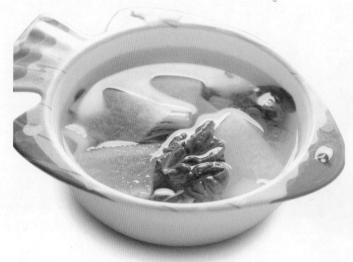

小白菜冬瓜汤

原料：小白菜100克，冬瓜150克，盐适量。

做法：小白菜洗净，去根切段；冬瓜去皮切块。锅中倒水，加入小白菜段、冬瓜块，小火炖煮10分钟，加盐调味即可。

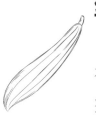

丝瓜

丝瓜嘌呤含量低。丝瓜所含的皂苷、水溶性膳食纤维有助于降低血脂，维护心脑血管正常功能，适合并发冠心病、高脂血症的痛风患者食用。

宜吃

防治痛风关键点：低嘌呤、膳食纤维、皂苷

防治痛风吃法

适宜：丝瓜可烹炒、煮汤食用。丝瓜搭配鸡蛋一同烹炒，营养更丰富。丝瓜鲜食以嫩的为好，入药则宜选老的。

不适宜：脾胃虚寒、腹泻的痛风患者不宜过多食用。

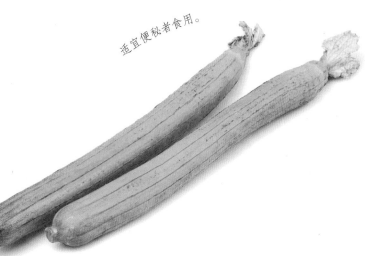

适宜便秘者食用。

约 **11.4** 嘌呤含量 毫克/100克

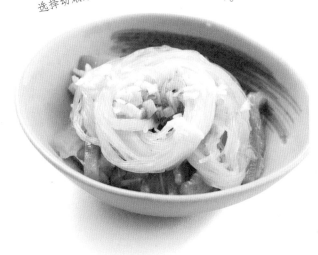

选择幼嫩柔软有弹性的丝瓜，口感更好。

蒜蓉丝瓜蒸粉丝

原料：丝瓜 300 克，泡发粉丝 100 克，大蒜 10 克，香油、食用油、盐、醋各适量。

做法：将丝瓜洗净，去皮，切段放在盘中大火蒸熟。同时炒锅热油，蒜末下锅爆香，出锅前滴上香油，撒上盐。将粉丝盘在丝瓜盘中，再蒸 5 分钟后，将蒜蓉浇在粉丝上，加醋继续蒸 1 分钟，出锅即可。

山药

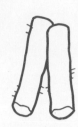

山药嘌呤含量低，富含钾元素，含有丰富的淀粉、胆碱、黏液质等成分，有助于预防心血管的脂肪沉积，适合并发肥胖症和心血管疾病的痛风患者食用。

宜吃

防治痛风关键点：低嘌呤、钾

防治痛风吃法

适宜：山药可蒸、炒、炖，中医认为其有益气养阴、固肾益津、健脾养胃的功效。

不适宜：山药有收涩作用，伴有便秘的痛风患者不宜多食。

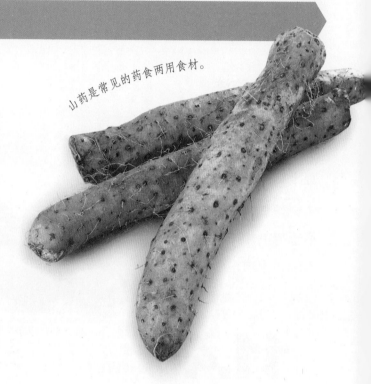

山药是常见的药食两用食材。

约 **3.6** 嘌呤含量
毫克/100克

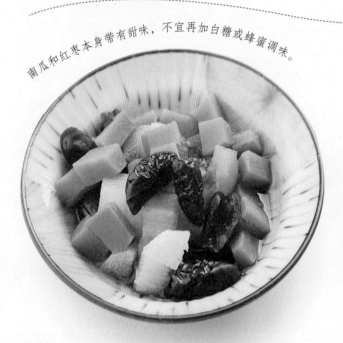

南瓜和红枣本身带有甜味，不宜再加白糖或蜂蜜调味。

山药南瓜蒸红枣

原料：山药、南瓜各100克，红枣15克。

做法：山药去皮，洗净，切成小块；南瓜去皮和瓤，切小块；红枣洗净去核。将山药块、南瓜块、红枣一同放入蒸锅中，蒸半个小时取出即可。

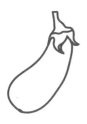

茄子

茄子含有的皂苷有助于促进核酸的合成，减少血液中游离的尿酸盐含量；所含的维生素P能强化血管。另外，茄子低糖、低热量，适合并发肥胖症的痛风患者食用。

宜吃

防治痛风关键点：低嘌呤、皂苷、维生素P

防治痛风吃法

适宜： 茄子可蒸、炒、炖，多食有助于降血压、降血脂。茄子有清热、止痛消肿、活血化瘀的功效，有助于缓解痛风患者关节处的红肿热痛。

不适宜： 茄子性寒，胃寒、有慢性腹泻的痛风患者不宜多食。

约 **14.3** 嘌呤含量
毫克/100克

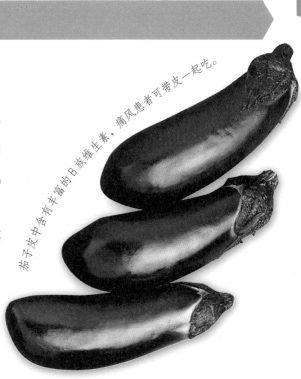

茄子皮中含有丰富的B族维生素，痛风患者可带皮一起吃。

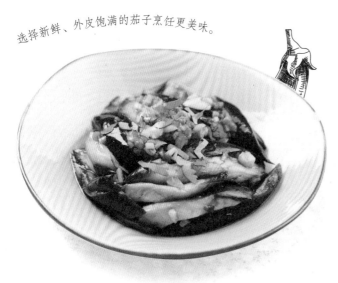

选择新鲜、外皮饱满的茄子烹饪更美味。

蒜蓉茄子

原料： 长茄子2根，香菜末、蒜蓉、盐、醋、香油各适量。

做法： 长茄子洗净，切段，在蒸锅上蒸熟后，晾凉盛盘。将盐、醋、香油、蒜蓉搅匀后淋在茄子上，撒上香菜末即可。

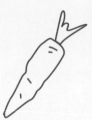

胡萝卜

胡萝卜是碱性食物，尿酸盐在碱性环境中易溶解、利于排泄。胡萝卜素能减少嘌呤释放，而且有助于降血压，适合痛风并发高血压的患者食用。

宜吃

防治痛风关键点：低嘌呤、碱性、胡萝卜素

防治痛风吃法

适宜： 胡萝卜榨汁饮用，有美容养颜的功效，还有助于提高机体免疫力。

不适宜： 炒胡萝卜时不宜放醋，醋会破坏胡萝卜中的维生素。

约 **8.9** 嘌呤含量
毫克/100克

胡萝卜也宜炒食。

多食胡萝卜还有一定的明目作用。

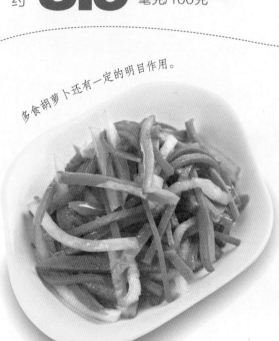

三色胡萝卜丝

原料： 胡萝卜 2 根，冬瓜 200 克，青椒、葱花、姜末、食用油、盐各适量。

做法： 冬瓜去皮，洗净，切丝；青椒洗净，切丝；胡萝卜洗净，去皮，切丝。油锅烧热，加葱花、姜末煸香，加冬瓜丝、胡萝卜丝、青椒丝煸炒，加盐调味即可。

白萝卜

白萝卜含水分多，有助于利尿通便，改善排尿不畅，促进尿酸盐的排泄。另外，适量吃白萝卜也有助于胆固醇的代谢。

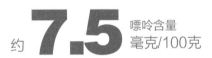

防治痛风关键点：低嘌呤、水分多

防治痛风吃法

适宜：白萝卜可生食，可做凉菜，也可炒食或煲汤，能起到降气、化痰、平喘的作用。

不适宜：白萝卜性凉，体质偏寒者、脾胃虚寒的痛风患者不宜多食。

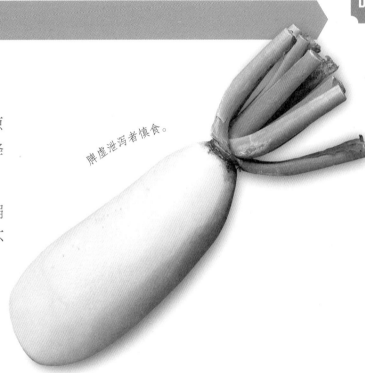

脾虚泄泻者慎食。

约 **7.5** 嘌呤含量 毫克/100克

此汤可以清热、理气、消食。

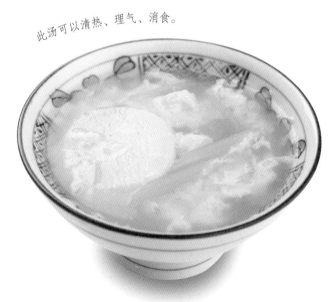

芹菜白萝卜汤

原料：芹菜 20 克，白萝卜 200克，鸡蛋 2 个，盐、香油各适量。

做法：芹菜、白萝卜分别洗净。芹菜切段，白萝卜去皮切片。芹菜段、白萝卜片一同放入汤锅煮熟；鸡蛋打散入锅，大火煮至鸡蛋凝固成块后，加入盐、香油调味即可。

西红柿

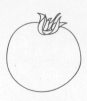

西红柿钾含量丰富，能减少尿酸的生成。其含有的番茄红素有助于清除体内自由基，也有一定的抗氧化功效。

宜吃

防治痛风关键点：低嘌呤、番茄红素、钾

防治痛风吃法

适宜： 西红柿可生吃，也可炒菜、做汤。

不适宜： 西红柿味酸，不宜空腹食用。

约 **4.6** 嘌呤含量 毫克/100克

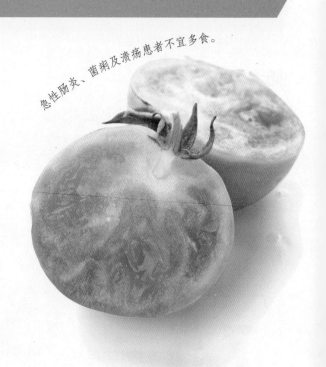

急性肠炎、菌痢及溃疡患者不宜多食。

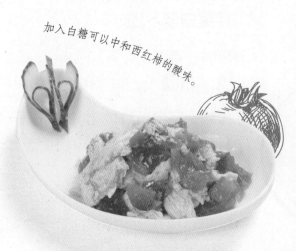

加入白糖可以中和西红柿的酸味。

西红柿炒鸡蛋

原料： 西红柿1个，鸡蛋2个，食用油、盐、白糖各适量。

做法： 西红柿洗净，切块；鸡蛋打入碗中，加适量盐打散。油锅烧热后，倒入鸡蛋液，翻炒至鸡蛋凝固成块后盛出。锅内再加入少量油，倒入西红柿块煸炒变软后，倒入炒好的鸡蛋，加白糖、盐调味即可。

木耳

木耳嘌呤含量低，其所含的植物胶原具有较强的吸附作用，有利于排出肠道内多余的脂肪，也有利于胆固醇的排出，还能清肠涤胃，适合痛风并发肥胖、高血压、结石症的患者食用。

宜吃

防治痛风关键点：低嘌呤、植物胶原

防治痛风吃法

适宜： 木耳常做配菜，可凉拌、炒食、做汤。

不适宜： 有出血性疾病、腹泻的痛风患者不宜食用木耳。

约 **8.8** 嘌呤含量
毫克/100克

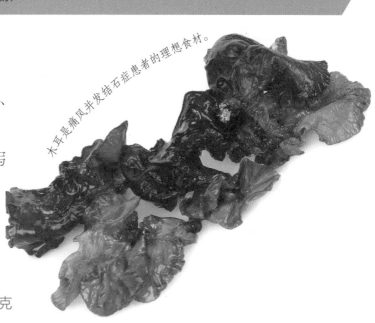

木耳是痛风并发结石症患者的理想食材。

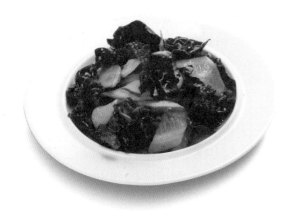

泡发木耳时宜用凉水泡发。

木耳炒黄瓜

原料： 黄瓜1根，干木耳5克，葱花、盐、食用油、酱油各适量。

做法： 木耳用水泡发，洗净，撕小朵；黄瓜洗净，切片。油锅烧热，放入葱花煸香，放入黄瓜片、木耳翻炒，加盐、酱油调味即可。

莴苣

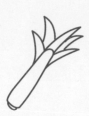

莴苣钾含量丰富，有助于调节体内水电解质平衡，促进尿酸盐溶解，增加尿酸排泄，有助于防治痛风性关节炎。

宜吃

防治痛风关键点：低嘌呤、钾

防治痛风吃法

适宜： 莴苣可凉拌、煲汤或炒食。莴苣营养丰富，有助于降血压、降血脂，适宜并发高血压、高脂血症的痛风患者食用。

不适宜： 莴苣有清热作用，虚寒体质或脾胃虚弱的痛风患者不宜多食。

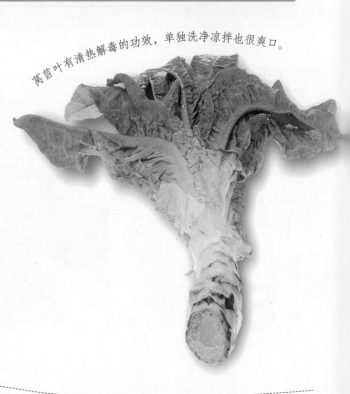

莴苣叶有清热解毒的功效，单独洗净凉拌也很爽口。

约 **7.2** 嘌呤含量 毫克/100克

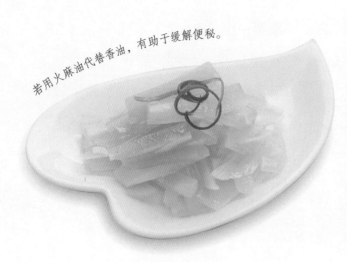

若用火麻油代替香油，有助于缓解便秘。

凉拌莴苣

原料： 莴苣 200 克，红椒丝、蒜末、盐、醋、香油各适量。

做法： 莴苣洗净切条，加盐腌出水后，把水挤净，放入盘中。往盘中加入香油、盐、醋和蒜末拌均匀，撒上红椒丝即可。

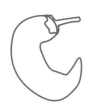

青椒

青椒是低嘌呤的碱性食物，有助于促进新陈代谢，减少体内脂肪沉积。另外，青椒富含维生素C，有助于促进尿酸的排泄，从而使血液中尿酸盐含量降低。

宜吃

防治痛风关键点：低嘌呤、维生素C、碱性

防治痛风吃法

适宜：青椒适用于炒、拌、炝，青椒果蒂易有农药残留，清洗时应先去蒂。

不适宜：伴有痔疮、溃疡、食道炎的痛风患者应慎食青椒。

高血压患者慎食。

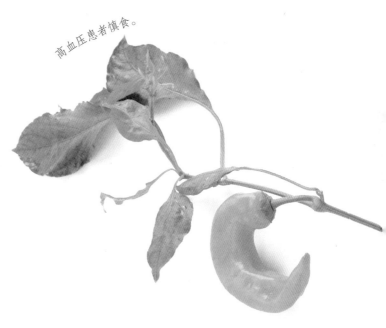

约 **8.7** 嘌呤含量 毫克/100克

想要保留青椒脆脆的口感，可减少烹炒时间。

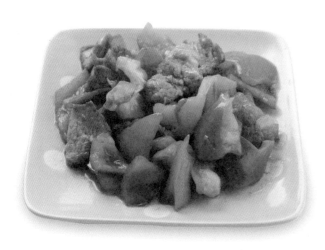

青椒炒猪肉

原料：猪瘦肉 30 克，青椒 200 克，食用油、盐、生抽各适量。

做法：猪瘦肉洗净，切片；青椒洗净，切片。油锅烧热，加入猪瘦肉片翻炒，炒至变色后，加入青椒片翻炒。食材全熟后，加生抽、盐调味即可。

圆白菜

圆白菜含水量高，维生素C及钾的含量也很高，多食既有助于减少尿酸的生成，又有利于尿酸盐的溶解和排泄。而且，圆白菜低糖、低热量，适合并发糖尿病、肥胖症的痛风患者食用。

宜吃

防治痛风关键点：低嘌呤、维生素C、钾

防治痛风吃法

适宜： 圆白菜可清炒、凉拌，高脂血症、脂肪肝患者可多食。

不适宜： 圆白菜富含膳食纤维，且质硬，故脾胃虚弱的痛风患者不宜多食。

约 **9.7** 嘌呤含量 毫克/100克

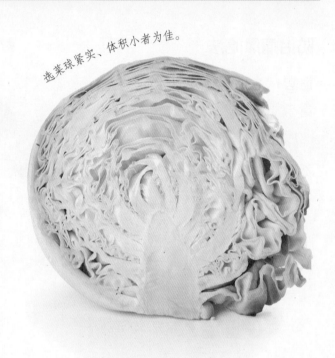

选菜球紧实、体积小者为佳。

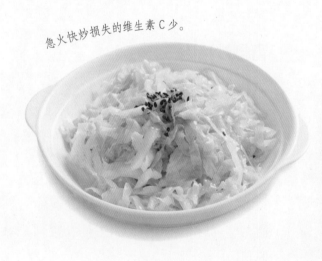

急火快炒损失的维生素C少。

黑芝麻圆白菜

原料： 圆白菜 200 克，黑芝麻 10 克，食用油、盐、醋各适量。

做法： 圆白菜洗净切丝。用小火将黑芝麻不断翻炒，炒出香味时盛出备用。油锅烧热，放入圆白菜丝，翻炒几下放盐，继续翻炒至圆白菜丝变软熟透，出锅盛盘，加入醋拌匀，撒上黑芝麻即可。

芥菜

芥菜含有丰富的膳食纤维，有助于通便。芥菜富含维生素C，能改善毛细血管的通透性，促进胆固醇的转化，有助于降血脂，适合并发高血压、高脂血症的痛风患者食用。

宜吃

防治痛风关键点：低嘌呤、维生素C

防治痛风吃法

适宜：芥菜含有丰富的维生素C，主要用于配菜炒食，或煮成汤，适合便秘的患者食用。

不适宜：芥菜不宜生食。

芥菜嘌呤含量低，适宜痛风患者食用。

约 **12.4** 嘌呤含量
毫克/100克

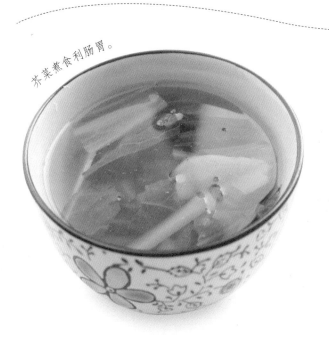

芥菜煮食利肠胃。

芥菜红薯汤

原料：芥菜 200 克，红薯 100 克，盐适量。

做法：芥菜洗净切段，焯水。红薯去皮洗净，切成小块，煮至半熟，放入芥菜段熬煮至软烂，加盐调味即可。

苋菜

苋菜富含钙质，有助于促进骨骼生长，缓解尿酸盐对骨骼的损害。苋菜富含镁，镁元素有助于改善人体糖耐量，尤其适合痛风并发糖尿病的患者食用。

宜吃

防治痛风关键点：低嘌呤、钙、镁

防治痛风吃法

适宜： 苋菜可炒食，也可煮汤，有清热通利的作用。

不适宜： 苋菜有清热作用，伴有慢性腹泻的痛风患者慎食。

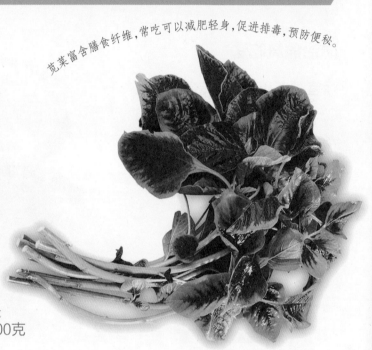

苋菜富含膳食纤维，常吃可以减肥轻身，促进排毒，预防便秘。

约 **23.5** 嘌呤含量 毫克/100克

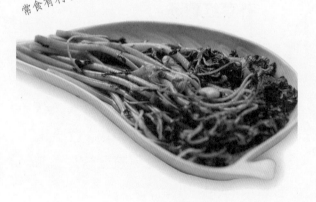

常食有利于强身健体，提高机体免疫力。

清炒苋菜

原料： 苋菜100克，大蒜3瓣，食用油、盐、生抽、蒜各适量。

做法： 苋菜择洗干净，切段；大蒜去皮，拍碎，切成末。锅中热油，将蒜末放入锅中炒香，再放入苋菜段反复翻炒，熟后加盐、生抽调味即可。

芥蓝

芥蓝中的维生素C有利于体内尿酸的排泄，其所含的膳食纤维既有助于稳定血压，又有助于减肥瘦身。另外，芥蓝所含的钙有助于保护血管弹性，改善血管通透性，预防高血压发生。

宜吃

防治痛风关键点：低嘌呤、维生素C、钙

防治痛风吃法

适宜： 芥蓝可凉拌、炒食，也可做配菜使用。尤其适合伴有食欲缺乏、便秘、高胆固醇的痛风患者食用。

不适宜： 芥蓝性凉，一次食用量不宜过多。

约 **18.5** 嘌呤含量 毫克/100克

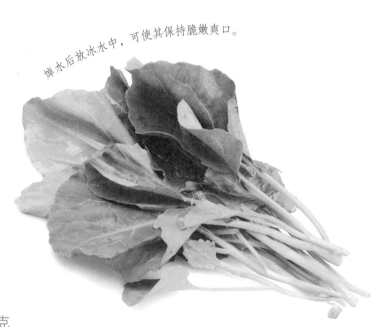

焯水后放冰水中，可使其保持脆嫩爽口。

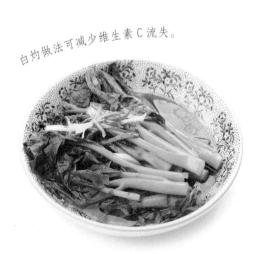

白灼做法可减少维生素C流失。

白灼芥蓝

原料： 芥蓝 200 克，老姜 5 克，红椒、葱、食用油、盐、生抽各适量。

做法： 芥蓝择洗干净；葱、红椒、老姜洗净切细丝。将生抽、姜丝加少量水煮开制成调味汁。锅内放油、水、盐、芥蓝，焯熟装盘，淋上调味汁，摆上葱丝、红椒丝，用热油浇一下即可。

香菜

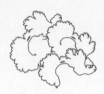

香菜维生素C含量高，有助于清除体内多余的自由基，减少游离嘌呤含量。香菜中钾元素含量也高，有助于促进尿酸盐的排泄，适合痛风患者食用。

宜吃

防治痛风关键点：低嘌呤、维生素C、钾

防治痛风吃法

适宜： 香菜常作为配菜，可增加菜品香味。

不适宜： 气虚的痛风患者建议少吃香菜。

约 **20** 嘌呤含量
毫克/100克

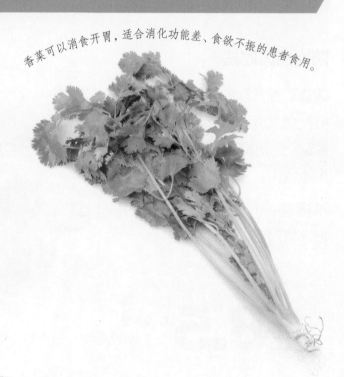

香菜可以消食开胃，适合消化功能差、食欲不振的患者食用。

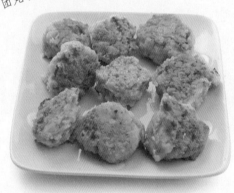

团丸子时将手用水打湿，菜糊不易粘手。

胡萝卜香菜丸子

原料： 胡萝卜2根，香菜10克，大葱半根，鸡蛋2个，面粉、十三香、食用油、盐各适量。

做法： 胡萝卜洗净，切成细丝；香菜洗净切碎。大葱切末，与胡萝卜丝、香菜碎一起放入碗中，磕入鸡蛋，加适量盐、十三香、面粉，搅拌至碗里的菜糊抱成团，取合适大小，团成丸子形状。锅中热油，调小火，把团好的丸子下入锅中，炸至丸子金黄，捞出沥油即可。

洋葱

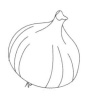

　　洋葱嘌呤含量低，还具有利尿作用，有助于尿酸盐的排泄。洋葱有助于降血压、降血脂，尤其适合痛风并发高血压、高脂血症的患者食用。

宜吃

防治痛风关键点：低嘌呤

防治痛风吃法

适宜：洋葱可生吃，也可炒食。常食有助于缓解便秘，稳定血压。

不适宜：一次不宜食用过多。患胃病的痛风患者应慎食。

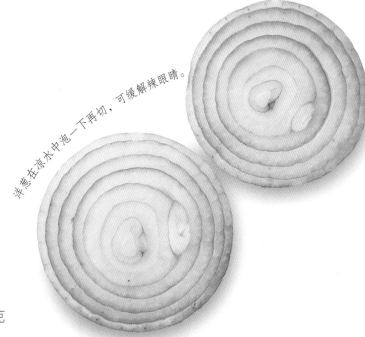

洋葱在凉水中泡一下再切，可缓解辣眼睛。

约 **3.5** 嘌呤含量
毫克/100克

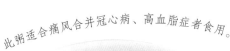
此粥适合痛风合并冠心病、高血脂症者食用。

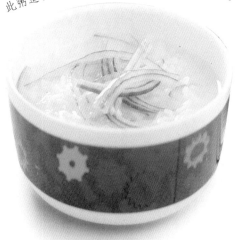

洋葱粥

原料：洋葱 20 克，大米 100 克，盐适量。

做法：洋葱洗净切丝；大米淘洗干净。大米入锅加水煮粥，待粥将熟时加入洋葱丝稍煮，然后加盐调味即可。

慎吃

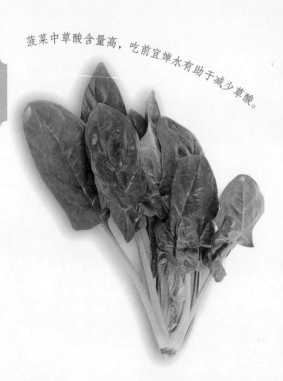

菠菜中草酸含量高，吃前宜焯水有助于减少草酸。

菠菜

菠菜含丰富的维生素 E 和维生素 C，有助于减少游离的嘌呤含量。所含钾元素能促进尿酸排泄，防止尿酸性结石的形成。菠菜中的胡萝卜素、膳食纤维有助于减肥和降血脂。但是，痛风患者多肾脏弱，菠菜中所含的草酸可能会诱发肾结石，故慎食为好。

特别注意

菠菜的嘌呤含量约为13.3毫克/100克。肾功能差的痛风患者慎食。

四季豆

四季豆所含的维生素 E 与胡萝卜素，有抗氧化的功效，还有助于减少尿酸盐的生成。四季豆可炖、可炒，也可以焯熟后凉拌，还可晒干制作干豆。但是，四季豆嘌呤含量较高，痛风患者要慎食。

若痛风患者食用四季豆，应适量搭配其他碱性蔬菜，既不减美味，又可减少摄入四季豆中的嘌呤。

特别注意

四季豆一定要用沸水焯熟或热油炒熟，否则容易引起中毒，导致腹泻。

四季豆一定要熟后食用，以免中毒。

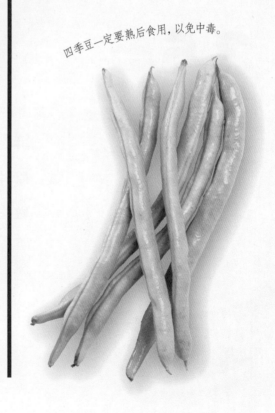

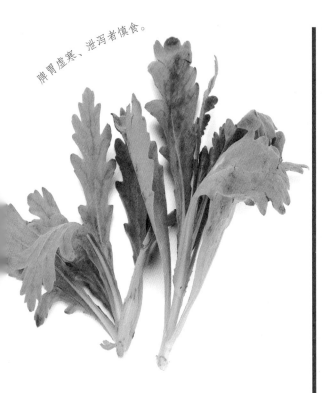

脾胃虚寒、泄泻者慎食。

韭菜

　　韭菜嘌呤含量不高，钾含量很丰富，有利于尿酸盐溶解。但韭菜含有大量的草酸，痛风患者肾脏多弱，过多食用韭菜可能会因尿酸盐结晶而诱发肾结石，故还是要慎食。

💡 特别注意

韭菜食用过量容易导致上火，所以阴虚火旺的痛风患者不宜多食韭菜。

慎吃

茼蒿

　　茼蒿属于中嘌呤含量的食物。如果处于痛风急性发作期，关节有明显红肿热痛等不适症状，不宜食用茼蒿；如果处于稳定期，且血尿酸水平控制在达标范围之内，特别喜欢吃茼蒿的患者可以少量吃些。

💡 特别注意

茼蒿的嘌呤含量约为33.4毫克/100克。茼蒿性凉，吃多了容易导致腹泻，所以胃肠功能不好的痛风患者要慎食。

有阳亢及热性病症的人慎食。

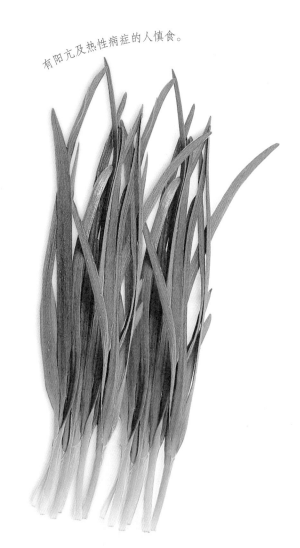

慎吃

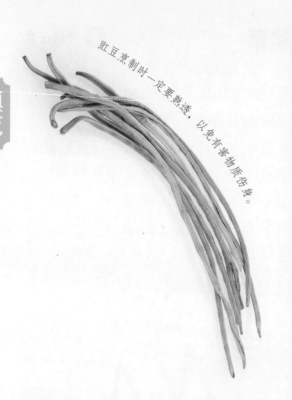

豇豆烹制时一定要熟透，以免有害物质伤身。

豇豆

豇豆所含的膳食纤维能促消化，帮助排出体内毒素。另外，豇豆所含的磷脂能促进胰岛素分泌，适合糖尿病患者食用。豇豆可炖、可炒，也可凉拌。但因其嘌呤含量稍高，痛风患者不宜多食。

💡 特别注意

气滞、便秘者不宜多食豇豆。

油菜

油菜是钾含量较高的碱性食物，能促进尿酸的溶解，预防尿酸性结石的形成。油菜的维生素C、胡萝卜素含量丰富，能减少尿酸盐的生成，增强身体免疫力。油菜的膳食纤维能减少人体对脂类的吸收，适合高脂血症的患者食用。但油菜嘌呤含量稍高，痛风患者不应过多食用。油菜可炒，可拌。凉拌过夜后的熟油菜，储藏不当会产生大量亚硝酸盐，应忌食。

💡 特别注意

油菜嘌呤含量约为30.2毫克/100克。

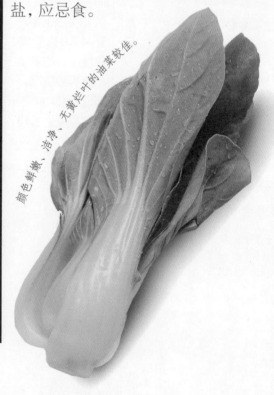

颜色鲜嫩、洁净、无黄烂叶的油菜较佳。

草菇

草菇能在体内形成碱性环境，有助于尿酸盐的溶解。草菇含有的膳食纤维可促进肠蠕动，缓解便秘，有助于降血糖。草菇可炒、烧、蒸等，适合做汤或素炒。但是草菇嘌呤含量稍高，一次不宜食用太多，且应避免在痛风急性发作期食用。

🔆 特别注意

草菇嘌呤含量约为26.7毫克/100克。草菇性凉，脾胃虚寒者不宜多食。

慎吃

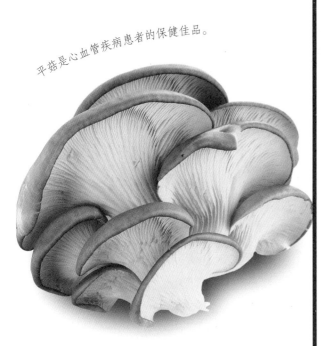

平菇是心血管疾病患者的保健佳品。

平菇

平菇是一种低脂肪、低糖、富含膳食纤维的食物，但平菇的嘌呤含量稍高，痛风患者不宜过多食用。若想吃宜与冬瓜等碱性蔬菜同炒。

🔆 特别注意

平菇嘌呤含量>25毫克/100克，属中嘌呤食物。

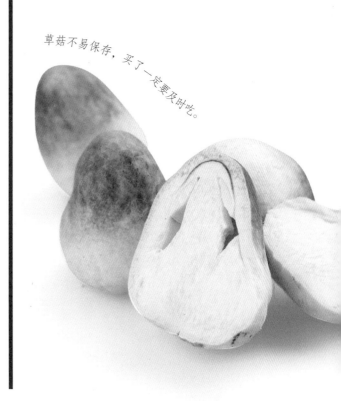

草菇不易保存，买了一定要及时吃。

慎吃

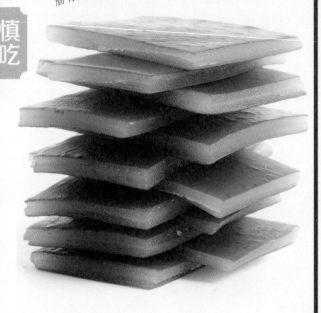

肠胃炎患者慎食海带。

海带

海带是一种碱性食物，有助于尿酸盐的溶解。另外，海带中钾含量较高，能增加尿酸的排泄。海带特有的海带多糖，能降血糖。但海带中嘌呤含量较高，痛风患者不宜多食。

◆ 特别注意

海带嘌呤含量约为96.6毫克/100克，甲状腺亢进者忌食。

竹笋

竹笋是一种钾含量较丰富的碱性食材，有助于尿酸盐的溶解和排泄。竹笋低脂肪、低糖，适合肥胖患者食用。竹笋所含的膳食纤维能平稳血压，降血脂。但竹笋嘌呤含量较高，痛风患者要少食，急性发作期则应忌食。竹笋吃法多样，单独烹调时有苦涩味，可与低嘌呤的肉共同烹制。烹调前可先用开水焯一下，以减少竹笋中的草酸。

◆ 特别注意

竹笋嘌呤含量约为53.6毫克/100克。竹笋中的草酸会影响人体对钙的吸收，故不宜多食。

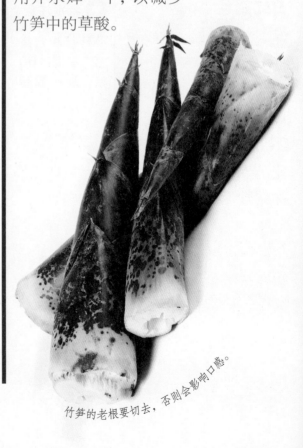

竹笋的老根要切去，否则会影响口感。

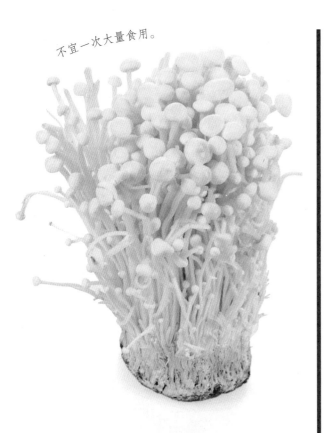

不宜一次大量食用。

金针菇

金针菇进入人体后呈碱性，有利于尿酸盐的溶解和排泄。金针菇热量低，脂肪含量低，富含膳食纤维，经常食用有助于降血脂，抑制胆固醇升高，对防治心脑血管疾病有利。但对于痛风患者来说，金针菇嘌呤含量略高，要慎食。

❂ 特别注意

金针菇嘌呤含量约为60.9毫克/100克。

银耳

银耳中钾含量高，又是碱性食物，有助于尿酸排泄。而且膳食纤维丰富，能减少机体对脂肪的吸收，有助于减肥。银耳以煲汤、煮粥为主，与冰糖、梨和大米搭配煮粥，可滋阴生津。但因银耳的嘌呤含量较高，痛风急性发作期的患者不宜食。

❂ 特别注意

银耳嘌呤含量约为98.9毫克/100克。

慎吃

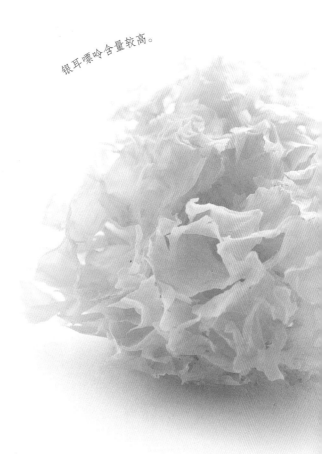

银耳嘌呤含量较高。

忌吃

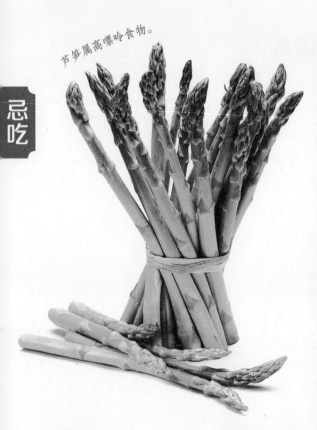

芦笋属高嘌呤食物。

紫菜

紫菜含丰富的钙、铁元素，可缓解贫血，也可以促进骨骼、牙齿的保健，可预防动脉硬化，稳定血压。紫菜虽然含有很多对健康有益的成分，但其嘌呤含量很高，痛风患者不宜食。

💡 特别注意

紫菜嘌呤含量约为274毫克/100克。紫菜容易返潮变质，应置于低温干燥处。

芦笋

芦笋有助于清除肠道中多余的胆固醇，可降血压，对心血管疾病、水肿等也有一定的益处。芦笋能清热利尿，易上火者可多食。因其嘌呤含量过高，痛风患者不宜食。

💡 特别注意

芦笋嘌呤含量约为500毫克/100克，属于高嘌呤食物，痛风患者食用后易使痛风症状加重。

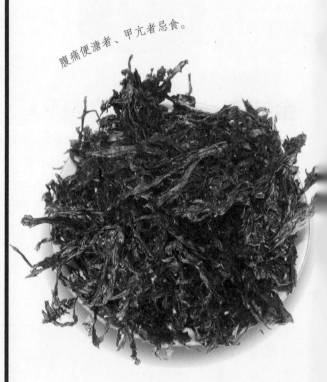

腹痛便溏者、甲亢者忌食。

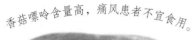

香菇嘌呤含量高，痛风患者不宜食用。

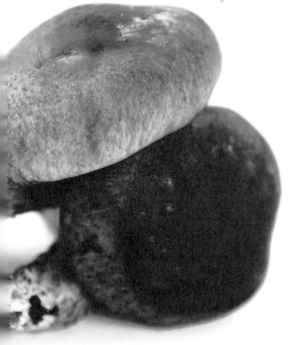

香菇

　　香菇有助于降血压，预防动脉硬化，增强机体抗病毒能力。但其嘌呤含量过高，痛风患者食用后血液内尿酸盐可能会增高，使痛风发作的概率增大。所以，痛风患者不宜食。

特别注意

香菇嘌呤含量约为214毫克/100克。

豆苗

　　豆苗营养丰富，含有多种人体必须的氨基酸。其叶清香、质柔嫩、滑润爽口，色、香、味俱佳。但因其嘌呤含量较高，很容易使摄入的嘌呤含量超标，所以痛风急性发作期患者不宜食用。

特别注意

豆苗有清热功效，脾胃虚寒的人群也不宜食用。

忌吃

多食易使体内嘌呤含量升高。

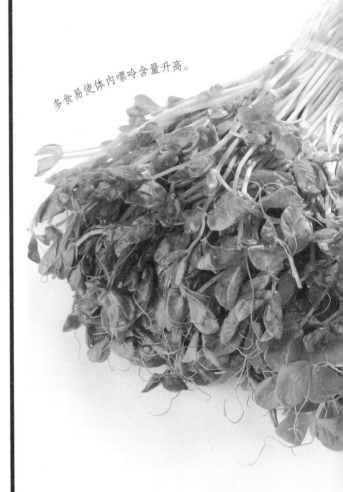

主食及淀粉类

大米

宜吃

大米作为主食，是碳水化合物的主要摄入源之一。除此之外，大米所含的B族维生素能使碳水化合物、蛋白质、脂肪在人体中的代谢保持平衡。

> 防治痛风关键点：低嘌呤、B 族维生素

防治痛风吃法

适宜：大米一般被做成米饭或米粥，可以和各种食材搭配，如小米、燕麦、蔬菜和水果等。

不适宜：淘洗大米时次数不宜太多，否则容易造成营养流失。

大米有健脾胃、滋阴润燥的功效。

约 **18.4** 嘌呤含量 毫克/100克

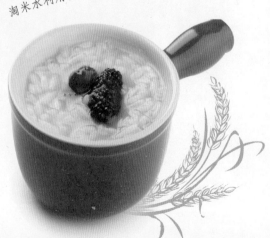

淘米水利用价值高，可留备用。

桑葚粥

原料：大米 70 克，桑葚适量。

做法：桑葚洗净；大米洗净，将大米放入锅中，加水煮粥，煮至米熟粥稠，加入桑葚微煮即可。

糙米

　　糙米富含维生素E，有助于减少游离的嘌呤含量。另外，糙米是除外壳之外几乎完整保留的全谷粒，营养价值高。糙米富含膳食纤维，可增加饱腹感，有助于减肥。

宜吃

> 防治痛风关键点：低嘌呤、膳食纤维

防治痛风吃法

适宜：老少皆宜，尤其适合便秘患者。

不适宜：糙米含磷量高，食用过多可能会影响钙的吸收。

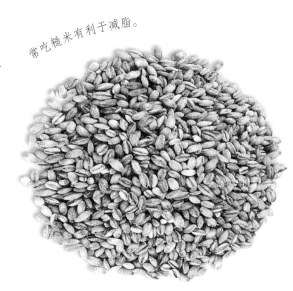

常吃糙米有利于减脂。

约 **22.4** 嘌呤含量
毫克/100克

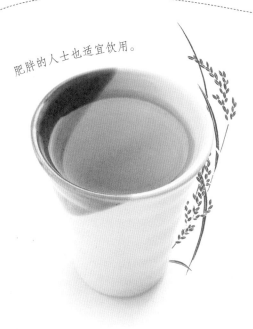

肥胖的人士也适宜饮用。

糙米茶

原料：糙米10克。

做法：准备一只平底锅，不加油，直接将糙米放入，小火翻炒至金黄色。同时，另起锅将水煮开，放入炒好的糙米煮沸。过滤掉糙米，留水饮用。

小米

小米嘌呤含量低，呈碱性，而且含钾高、含钠少，能使体内电解质保持平衡，利于尿酸盐的排泄。此外，小米所含的维生素E有助于抗氧化，清除体内自由基。

宜吃

防治痛风关键点：低嘌呤、碱性

防治痛风吃法

适宜：小米可蒸饭、煮粥，也可磨成粉制成饼、发糕等。小米是补益虚损的佳品，富含铁、磷、氨基酸等，可补血健脑。

不适宜：胃寒呕吐的痛风患者应少食。

小米可健脾除湿。

约 **7.3** 嘌呤含量
毫克/100克

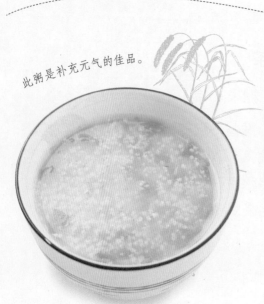
此粥是补充元气的佳品。

小米南瓜粥

原料：小米 100 克，南瓜 50 克。

做法：小米洗净；南瓜去皮、瓤，切成丁。小米加水放入砂锅中煮成粥，加南瓜丁煮至南瓜熟透即可。

玉米

玉米嘌呤含量低，钾含量较高，有助于促进尿酸盐的溶解和排泄。玉米所含的膳食纤维和镁元素，能促进肠胃蠕动，促进脂肪和胆固醇的排出，对减肥非常有利，也有利于防治痛风并发高脂血症。

宜吃

防治痛风关键点：低嘌呤、钾、膳食纤维

防治痛风吃法

适宜：玉米可以直接煮食、做粥，也可以磨成玉米面做面条、饼、糕等，对减肥瘦身、降血压、降血脂都有好处。

不适宜：痛风伴有腹胀者慎食玉米。

约 **9.4** 嘌呤含量
毫克/100克

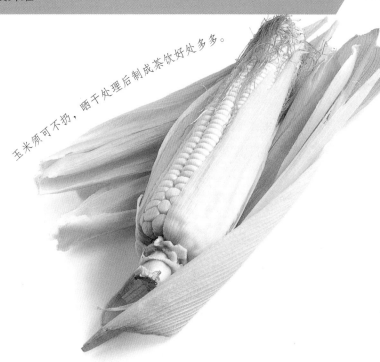

玉米须可不扔，晒干处理后制成茶饮好处多多。

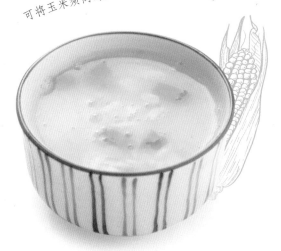

可将玉米须同时加入，食疗功效更强。

玉米胡萝卜粥

原料：玉米粒、胡萝卜各 20 克，大米 70 克，盐适量。

做法：胡萝卜洗净，去皮，切丁；玉米粒、大米分别淘洗干净。大米加适量水煮粥，再放入玉米粒、胡萝卜丁，最后加盐调味即可。

高粱米

高粱米所含的钾能舒张血管，有助于维持血压稳定，还有助于尿酸的排泄。高粱米富含膳食纤维，可起到一定的减肥降脂、平稳血糖的作用，且嘌呤含量低，适合痛风患者食用。

宜吃

防治痛风关键点：低嘌呤、钾、膳食纤维

防治痛风吃法

适宜：高粱米可用来做干饭、稀粥，还可制作面食，有健脾益胃、充饥养身的功效，适合消化不良者食用。

不适宜：高粱米一定要煮熟食用。

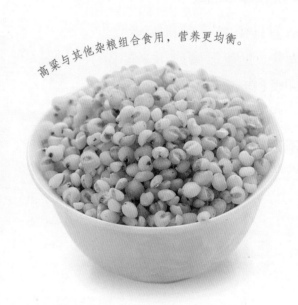

高粱与其他杂粮组合食用，营养更均衡。

约 **9.7** 嘌呤含量
毫克/100克

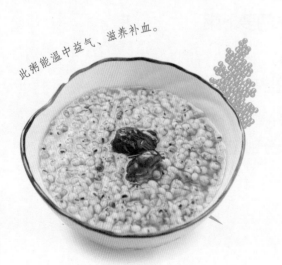

此粥能温中益气、滋养补血。

高粱米红枣粥

原料：高粱米 50 克，红枣 2 颗。

做法：红枣洗净，用热水浸泡至软，切开去核。高粱米洗净控干水分，放入锅中，小火翻炒至微黄色盛出。将炒好的高粱米加水煮成粥，再放入红枣微煮即可。

面粉

　　面粉嘌呤含量低，且含多种矿物质和维生素，有助于降低血尿酸的含量，痛风患者可适量食用。

防治痛风关键点：低嘌呤

防治痛风吃法

适宜：可做成面条、馒头等各式各样的面食。

不适宜：因面粉富含碳水化合物，所以痛风伴有糖尿病患者和肥胖症患者都应减少面粉的摄入量。

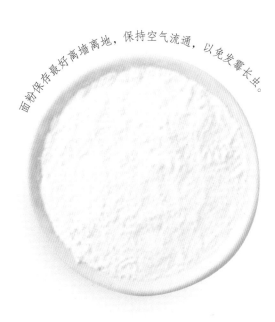

面粉保存最好离墙离地，保持空气流通，以免发霉长虫。

约 **17.1** 嘌呤含量
毫克/100克

可配以葱花或小油菜，营养更全面。

西红柿疙瘩汤

原料：西红柿 30 克，鸡蛋 1 个，面粉 100 克，食用油、盐各适量。

做法：将面粉放入碗中，加水和成小疙瘩；西红柿洗净切小丁；鸡蛋在碗中打散。锅中热油，放西红柿丁翻炒，加水煮开后转小火，放入面疙瘩煮熟，打入蛋液，放入盐调味即可。

燕麦

　　燕麦常被加工成燕麦片。燕麦中膳食纤维含量高，有利于胆固醇的排泄，还可增加饱腹感，稳定血糖水平，对痛风并发症有预防作用。另外，燕麦中钾含量高，有助于促进血尿酸排出体外。

宜吃

> 防治痛风关键点：钾、膳食纤维

防治痛风吃法

适宜： 可做成燕麦粥或燕麦饭食用。做燕麦粥时加入适量牛奶同煮，营养价值和口感更佳。

不适宜： 燕麦一次不宜食用太多，否则易造成腹胀。

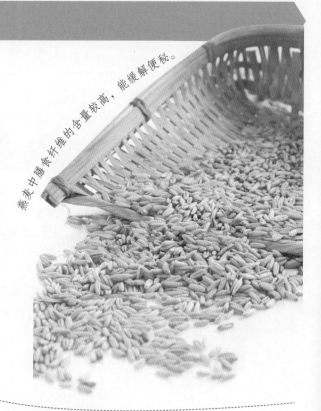

燕麦中膳食纤维的含量较高，能缓解便秘。

约 **24.5** 嘌呤含量
毫克/100克

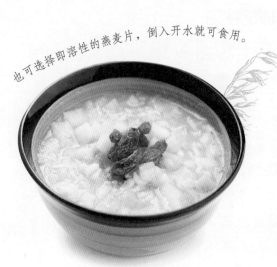

也可选择即溶性的燕麦片，倒入开水就可食用。

水果燕麦粥

原料： 燕麦 60 克，苹果、猕猴桃各 1/3 个，中等大小香蕉 1/3 根，葡萄干少许。

做法： 葡萄干洗净；苹果洗净，去皮，去核，切丁；猕猴桃、香蕉去皮切丁。锅中倒水烧开，将燕麦倒入煮粥，粥熟后盛出。将水果丁混入粥中，再撒上少许葡萄干即可。

荞麦

荞麦的钾含量高，钠含量低，有利于维持体内的电解质平衡，有利于尿酸的排泄。荞麦中的膳食纤维有助于减脂瘦身，适合肥胖的痛风患者食用。荞麦中丰富的镁有助于减少体内的嘌呤含量。

宜吃

防治痛风关键点：钾、膳食纤维、镁

防治痛风吃法

适宜：荞麦去壳后可蒸煮成荞麦饭，荞麦磨成粉可做糕饼、面条等。适合伴有肥胖症、高血压、糖尿病、便秘的痛风患者食用。

不适宜：荞麦性凉，脾胃虚寒者少食。

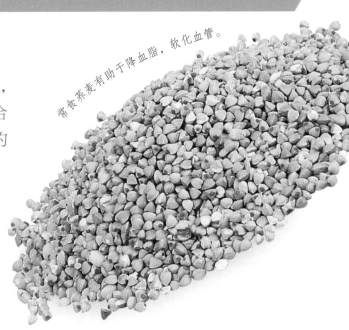

常食荞麦有助于降血脂，软化血管。

约 **24.5** 嘌呤含量 毫克/100克

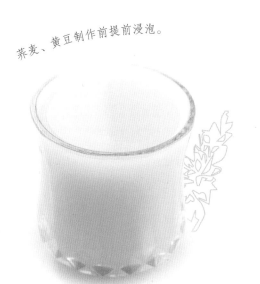

荞麦、黄豆制作前提前浸泡。

荞麦小米豆浆

原料：荞麦、小米、黄豆各 20 克。

做法：荞麦、小米、黄豆分别洗净，放入豆浆机中，加水打成豆浆即可。如果用的不是豆浆机，要注意煮开后食用。

小麦

小麦可养心除烦、健脾益肾、除热止渴，有助于降低血清中胆固醇含量，保护血管，防治痛风并发心血管疾病。小麦所含的B族维生素有助于改善血液循环，达到降血压的目的。

宜吃

防治痛风关键点：低嘌呤、膳食纤维

防治痛风吃法

适宜： 小麦可以直接做粥，也可磨成面粉，做成各类面食。小麦可益心血、养心气，适宜痛风并发冠心病的患者食用。

不适宜： 小麦味甜，痛风合并糖尿病患者不宜多食。

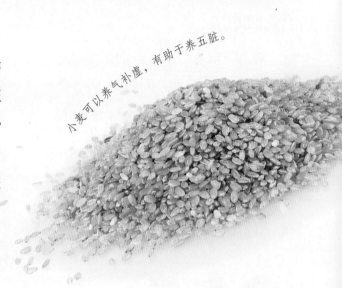

小麦可以养气补虚，有助于养五脏。

约 **12.1** 嘌呤含量
毫克/100克

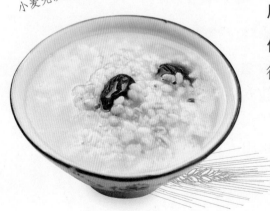

小麦先浸泡2小时，再煮粥易熟。

红枣小麦粥

原料： 小麦、大米各50克，红枣适量。

做法： 小麦、大米分别洗净，加水煮粥，待粥熟时，放入大枣略煮即可。

大麦

　　大麦可滋补虚劳，实五脏，厚肠胃。大麦所含的膳食纤维有助于降低血液中胆固醇的含量，减少机体对脂肪的吸收，还有助于预防痛风并发高脂血症。

宜吃

防治痛风关键点：低嘌呤、膳食纤维

防治痛风吃法

适宜：大麦可直接煮粥食用。大麦磨成的粉即大麦粉，可制作饼、馒头等面食。大麦中镁含量丰富，尤其适合冠心病患者食用，可健脾益气、补心养血。

不适宜：大麦炒熟后，可泡茶喝，但炒熟的大麦性质温热，长期食用容易助热，有内热者不宜长期食用。

约 **17.7** 嘌呤含量
毫克/100克

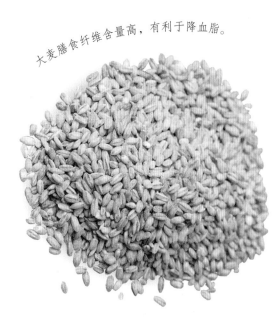

大麦膳食纤维含量高，有利于降血脂。

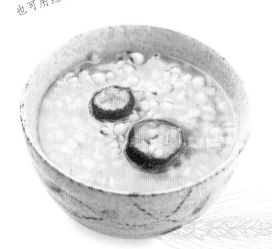

也可用红枣或者苹果替换山楂。

大麦薏米山楂粥

原料：大麦 50 克，薏米 100 克，山楂片、白糖各适量。

做法：将大麦、薏米提前浸泡 2 小时，洗净放入砂锅，加水煮粥，大火烧开后，加山楂片，转小火煮至粥成，加白糖调味即可。

土豆

　　土豆低嘌呤、高钾低钠，是一种理想的防治痛风的食材，不仅有助于促进体内尿酸的排出，减少血尿酸含量，还能适量替代主食食用。

防治痛风关键点：低嘌呤、高钾

防治痛风吃法

适宜：土豆可焯熟凉拌、烹炒、炖煮，还可磨成粉制成粉条。食用土豆前要去皮。

不适宜：痛风伴有腹胀者、糖尿病患者不可过多食用。

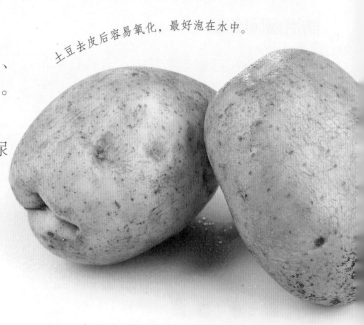

土豆去皮后容易氧化，最好泡在水中。

约 **3.6** 嘌呤含量
毫克/100克

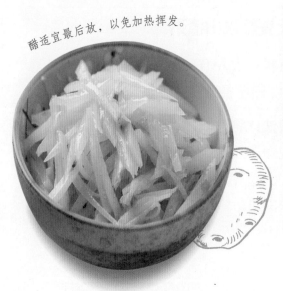

醋适宜最后放，以免加热挥发。

醋熘土豆丝

原料：土豆 200 克，食用油、盐、醋、生抽、葱花各适量。

做法：土豆洗净，去皮，切丝，放入水中浸泡后捞出沥干。油锅烧热，放入葱花爆香，放入土豆丝炒至熟，最后加盐、生抽、醋调味，略炒即可。

红薯

　　红薯嘌呤含量很低，有助于减少尿酸盐的沉积；且便于其排出体外。红薯富含维生素C，有助于抗氧化，从而保护细胞，减少嘌呤的含量。

防治痛风关键点：低嘌呤、维生素 C

防治痛风吃法

适宜： 红薯可直接蒸食，也可以做成红薯稀饭，还可以磨成红薯粉。红薯含有丰富的淀粉，可替代部分主食。

不适宜： 红薯食用过多易产生腹胀、胃灼热、吐酸水等症状，所以一次性不可吃太多，且不宜空腹食用。

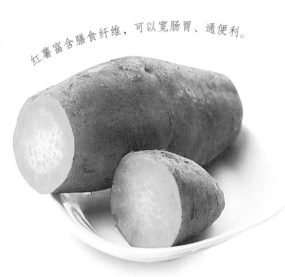

红薯富含膳食纤维，可以宽肠胃、通便利。

约 **2.6** 嘌呤含量
毫克/100克

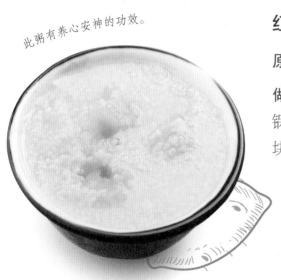

此粥有养心安神的功效。

红薯小米粥

原料： 红薯 50 克，小米 100 克。

做法： 小米洗净；红薯去皮洗净，切小块。锅内加水，放入小米煮成粥，再加入红薯块煮至绵软即可。

芋头

芋头是一种嘌呤含量低的碱性食物，有助于预防血尿酸值升高，减少尿酸性结石的产生。芋头含钾元素丰富，能保护血管，增加尿酸盐的排泄，也有助于平稳血压。

宜吃

防治痛风关键点：低嘌呤、碱性、高钾

防治痛风吃法

适宜： 芋头可煮、可蒸，也可烤；既可以作主食直接食用，也可以加工成芋粉及芋泥馅来制作菜肴、点心。

不适宜： 伴有糖尿病的痛风患者要少食。

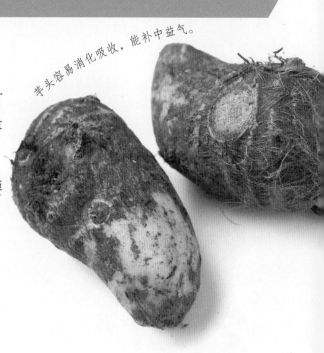

芋头容易消化吸收，能补中益气。

约 **10.1** 嘌呤含量
毫克/100克

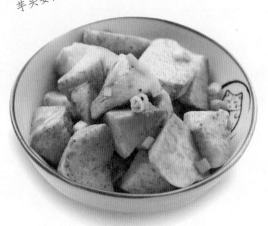

芋头要煮熟吃，否则可能导致皮肤过敏。

葱香芋头

原料： 芋头 150 克，小葱 15 克，食用油、盐、生抽各适量。

做法： 小葱洗净，切葱花；芋头煮熟，剥皮，切大块。锅中热油，放一半葱花爆香，放芋头块翻炒片刻后，加少许水、盐、生抽焖煮，加剩下的葱花，关火盛盘即可。

蛋糕热量较高，宜少食。

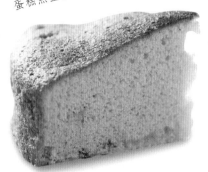

蛋糕

蛋糕是以蛋、糖、油、面粉为原料，经烘焙或蒸制而成的糕点。蛋糕的嘌呤含量低，添加了咖啡粉、蔬菜汁、坚果、水果等碱性辅料的蛋糕，不仅降低了嘌呤含量，营养也更加全面。但蛋糕甜度高，不利于尿酸盐的溶解及排出，痛风患者应少食。蛋糕松软易消化，适合大多数人，但其高糖、高热量，特别是口感细腻润滑的蛋糕添加了较多油脂，并发肥胖症、糖尿病、高脂血症的痛风患者应慎食。

特别注意

蛋糕不属于高嘌呤含量的食物，但是蛋糕中含有的糖分、脂肪和淀粉较多，属于高热量食物。

饼干

饼干多以精制小麦粉为原料，经烘焙而成，口感酥脆，嘌呤含量低，可以为身体提供能量。高糖、高热量的饼干，所含的饱和脂肪酸或反式脂肪酸，对身体不利，并发肥胖症、糖尿病的痛风患者应慎食。痛风患者宜选择含糖、盐和油脂少，添加牛奶、蔬果等有益食材的饼干，也可以在家自己烘焙以控制各种辅料的添加。

特别注意

以纯小麦粉制成的饼干属于酸性食品，不利于尿酸盐的排泄，痛风患者应少吃为宜。

慎吃

进食过多，可能会导致体脂增加。

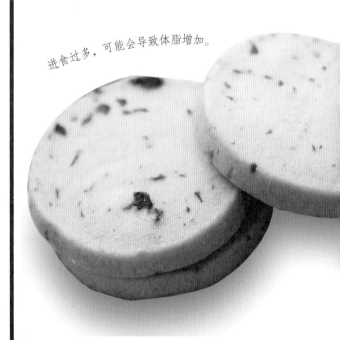

肉、蛋、奶类及其制品

鸡蛋

鸡蛋嘌呤含量很低。而且，鸡蛋的氨基酸组成与人体组织蛋白的氨基酸组成较为接近，易于人体吸收，且蛋白质含量高，可为痛风患者补充氨基酸。

防治痛风关键点：低嘌呤、高蛋白

防治痛风吃法

适宜： 鸡蛋可做成水煮蛋、鸡蛋羹、炒鸡蛋、煎鸡蛋，是常见的配菜。

不适宜： 痛风伴有高脂血症、高胆固醇患者要少吃蛋黄。

约 **2.6** 鸡蛋黄，嘌呤含量毫克/100克

约 **3.7** 鸡蛋白，嘌呤含量毫克/100克

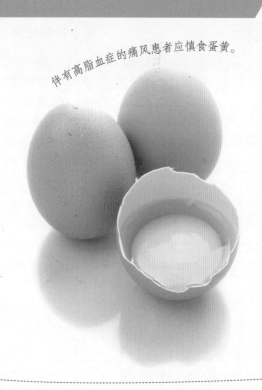

伴有高脂血症的痛风患者应慎食蛋黄。

鸡蛋营养价值高，可为人体补充蛋白质。

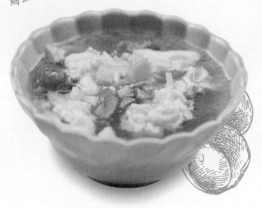

西红柿鸡蛋汤

原料： 西红柿 50 克，鸡蛋 1 个，食用油、盐、胡椒粉、葱花、香油各适量。

做法： 西红柿洗净切小块，鸡蛋打散。锅中热油，加西红柿块翻炒，炒软后加开水煮沸，加盐、胡椒粉调味，将鸡蛋液均匀地倒入锅内煮沸。盛出滴入香油、撒上葱花即可。

鸭蛋

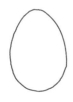

鸭蛋有补虚劳、滋阴养血的功效。鸭蛋和鸡蛋一样嘌呤含量低，蛋白质含量也相当，适合痛风患者食用，以补充氨基酸及其他营养物质。

宜吃

防治痛风关键点：低嘌呤、高蛋白

防治痛风吃法

适宜：鸭蛋可水煮、可炒、可煎，同样适合痛风患者食用，但要注意适量。

不适宜：痛风伴有高血压、高脂血症、动脉硬化及脂肪肝患者应少食。

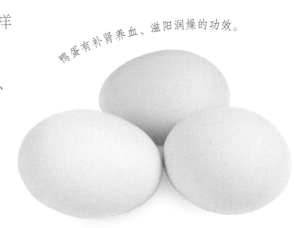

鸭蛋有补肾养血、滋阳润燥的功效。

约 **3.2** 鸭蛋黄，嘌呤含量毫克/100克

约 **3.4** 鸭蛋白，嘌呤含量毫克/100克

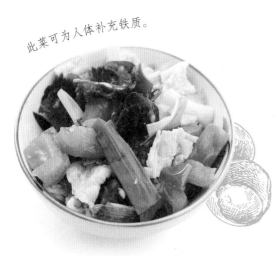

此菜可为人体补充铁质。

木耳炒鸭蛋

原料：鸭蛋3个，干木耳5克，蒜苗20克，西红柿1个，食用油、盐各适量。

做法：西红柿洗净，切块；蒜苗洗净，切段。干木耳泡发，洗净；鸭蛋打散，调入少量盐搅拌均匀。锅中倒油烧热，将鸭蛋炒熟后盛入碗中备用。继续倒油烧热，放入蒜苗段，翻炒均匀，倒入西红柿块和木耳继续翻炒；放入炒好的鸭蛋，炒至均匀，最后加盐调味即可。

鹌鹑蛋

鹌鹑蛋的嘌呤含量低，适宜痛风患者食用。此外，其蛋白质含量高，含有丰富的卵磷脂，可为人体补充营养。

防治痛风关键点：低嘌呤、高蛋白

防治痛风吃法

适宜：鹌鹑蛋可煮熟后直接食用，也可做汤、煎炒，还可以腌制成松花蛋。

不适宜：痛风并发高脂血症的患者不宜多食。

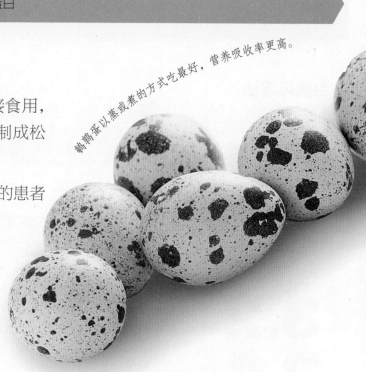

鹌鹑蛋以蒸或煮的方式吃最好，营养吸收率更高。

约 **25** 嘌呤含量
毫克/100克

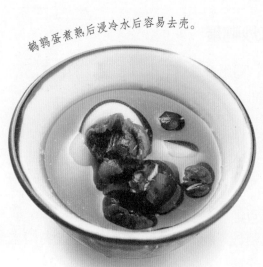

鹌鹑蛋煮熟后浸冷水后容易去壳。

桂圆红枣炖鹌鹑蛋

原料：红枣 2 颗，干桂圆肉 10 克，鹌鹑蛋 5 个。

做法：红枣洗净去核，干桂圆肉洗净。鹌鹑蛋用小火煮 10 分钟，取出过冷水，捞出去壳。将鹌鹑蛋、干桂圆肉、红枣放入炖盅中，加开水隔水炖 15 分钟即可。

皮蛋

皮蛋营养丰富，嘌呤含量很低，有助于痛风患者控制血尿酸的含量。另外，皮蛋经过强碱的作用，蛋白和油脂分离，更易被人体吸收，而且胆固醇含量低。

宜吃

防治痛风关键点：低嘌呤

防治痛风吃法

适宜：皮蛋的吃法主要有煮粥、做汤和凉拌。皮蛋易沾染细菌，宜去壳蒸煮后食用。

不适宜：因皮蛋含重金属铅，伴有高血压的痛风患者不宜多吃。

用溏心皮蛋做菜为佳。

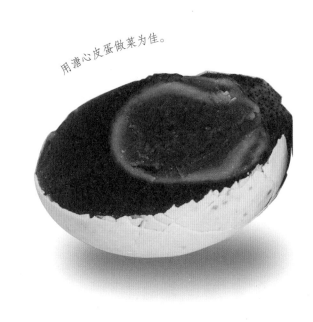

约 **2** 皮蛋蛋白，嘌呤含量 毫克/100克

约 **6.6** 皮蛋蛋黄，嘌呤含量 毫克/100克

此菜可增加食欲，促进消化吸收。

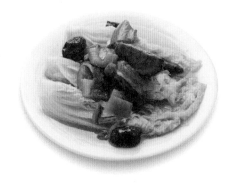

上汤娃娃菜

原料：娃娃菜150克，皮蛋1个，红枣5颗，青椒、红椒、枸杞子、蒜末、姜末、葱末、食用油、盐、水淀粉各适量。

做法：皮蛋切瓣剥壳；红枣、枸杞子洗净；娃娃菜洗净，切成两半；青椒和红椒去蒂、子，切块。油锅烧热，炒香葱末、姜末、蒜末，倒入青、红椒块，加水、红枣和枸杞子煮沸。放入皮蛋和娃娃菜搅匀，加盖以中小火煮至娃娃菜变软，加水淀粉勾芡，最后加盐调味即可。

猪血

猪血蛋白质含量高，容易被人体消化吸收。猪血所含的卵磷脂有助预防高脂血症、动脉粥样硬化，是痛风患者的食疗佳品。

宜吃

防治痛风关键点：低嘌呤、卵磷脂

防治痛风吃法

适宜：猪血可与葱、生姜、青蒜炒食；也可与粉丝、黄瓜丝等凉拌食用。

不适宜：痛风伴有高胆固醇者慎食。

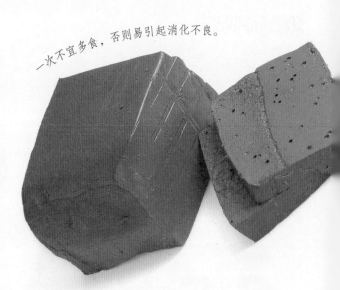

一次不宜多食，否则易引起消化不良。

约 **11.8** 嘌呤含量
毫克/100克

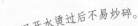
猪血用开水烫过后不易炒碎。

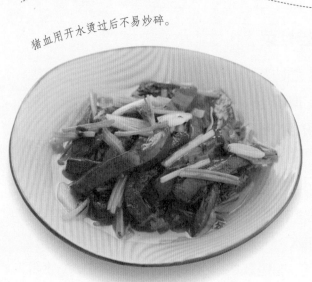

小炒猪血

原料：猪血 150 克，香菜梗 10 克，蒜、食用油、盐、香油各适量。

做法：猪血洗净，切成细条状，开水略烫后浸泡备用；将香菜梗切成小段；蒜切成片。油锅烧热，倒入香菜梗段和大蒜片略炒片刻，加入猪血条煸炒，淋上香油，加盐调味即可。

鸭血

鸭血嘌呤含量低，适宜痛风患者食用。鸭血蛋白质含量高，含有人体自身不能合成的氨基酸，可为痛风患者提供氨基酸。

宜吃

防治痛风关键点：低嘌呤、蛋白质

防治痛风吃法

适宜： 烹饪鸭血时，要先氽烫。

不适宜： 痛风伴有高脂血症、肝病、高血压和冠心病患者应少食。

约 **11.8** 嘌呤含量毫克/100克

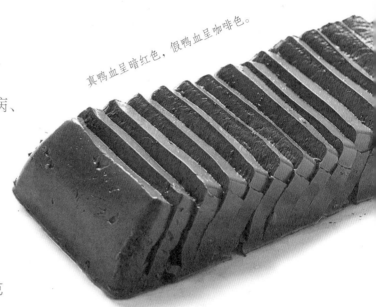

真鸭血呈暗红色，假鸭血呈咖啡色。

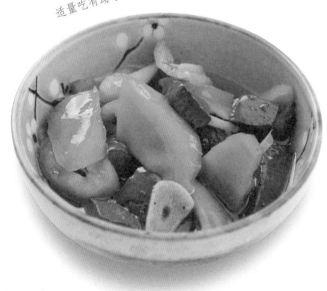

适量吃有助于预防贫血。

青椒鸭血

原料： 鸭血 150 克，青椒 100 克，蒜片、花椒、食用油、盐、酱油各适量。

做法： 鸭血洗净，切片。锅中放入水和花椒，大火烧开，放鸭血片氽3 分钟去腥。青椒洗净，切片。油锅入青椒片、蒜片炒香，放入鸭血片翻炒 2 分钟；加入适量酱油、盐，翻炒片刻即可。

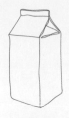

牛奶

牛奶是含嘌呤低的碱性食物，且含有人体所需的多种氨基酸，利于尿酸盐的溶解，是痛风患者的理想饮品。痛风并发高脂血症者宜选择脱脂牛奶。

宜吃

防治痛风关键点：低嘌呤、碱性

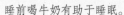
睡前喝牛奶有助于睡眠。

防治痛风吃法

适宜：尤其适合营养不良、失眠、缺钙人群。牛奶属于低嘌呤食物，痛风患者可以多喝。

不适宜：乳糖不耐受者肠道内缺乏乳糖酶，不能分解牛奶中的乳糖，不宜饮用。

约 **1.4** 嘌呤含量
毫克/100克

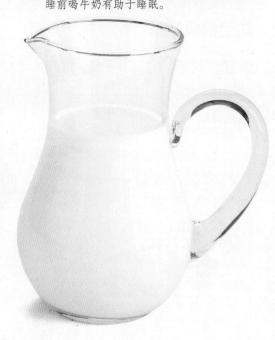

牛奶含有优质蛋白质和钙。

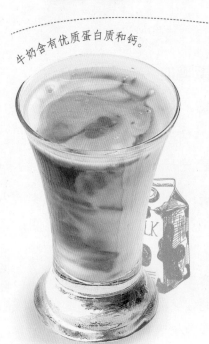

牛奶葡萄汁

原料：葡萄50克，牛奶300毫升。

做法：葡萄洗干净，去皮、去子，放入榨汁机中，倒入牛奶一同搅打成汁即可饮用。

奶酪

奶酪是发酵的牛奶制品，嘌呤含量低，奶酪中的蛋白质易于人体消化和吸收，且其钙含量高，适于痛风患者食用。但奶酪脂肪和热量很高，痛风伴有肥胖症者还是要少食。

宜吃

防治痛风关键点：低嘌呤、蛋白质、钙

防治痛风吃法

适宜：奶酪常作为西式菜肴的配菜，也可以切成小块直接食用。

不适宜：奶酪脂肪含量高，痛风伴有高脂血症、肥胖症者应少食。

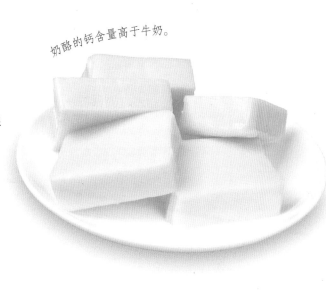

奶酪的钙含量高于牛奶。

约**7** 嘌呤含量
毫克/100克

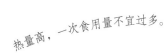

热量高，一次食用量不宜过多。

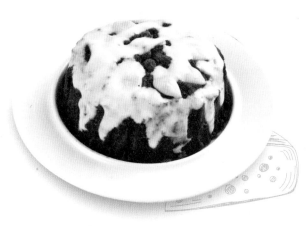

奶酪紫薯塔

原料：紫薯300克，鸡蛋1个，葡萄干、杏仁、奶酪、牛奶、面粉、白糖各适量。

做法：紫薯洗净，蒸熟，去皮，捣成泥；鸡蛋打散。将白糖、奶酪混合搅匀，加入鸡蛋液和面粉继续搅匀成面糊。将面糊倒入紫薯泥中搅匀，放入容器中，上锅蒸熟。将紫薯泥倒扣在盘子中，再倒上牛奶，撒上葡萄干、杏仁即可。

慎吃

酸奶

酸奶经人体消化后呈碱性，但是酸奶富含的乳酸不利于尿酸盐的溶解和排泄，不适合痛风患者过多饮用。

🔆 特别注意

酸奶不宜加热，以免破坏酸奶内的活性菌。

酸奶中含有不利于尿酸盐溶解、排泄的乳酸。

奶油

奶油口感润滑细腻，常用来和蔬菜搭配制作浓汤，或用于制作蛋糕、冰激凌等。对于痛风患者来说，奶油的嘌呤含量低，而且富含维生素 A，有抗氧化、清除体内自由基的功效，有助于减少人体内游离的嘌呤含量，但是其属于高脂肪、高热量食物，应慎吃。

🔆 特别注意

奶油属于高脂肪、高热量食物，痛风患者一次不可多食；伴有肥胖症、高脂血症、高血压的痛风患者慎食。

若食用，也需做到食用有度。

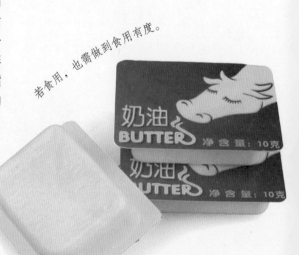

黄油

黄油可以用来炸鱼、煎牛排、烤面包等；也可作为蛋糕、饼干等甜点的辅料。黄油的主要成分是脂肪，可为人体迅速提供能量，增加饱腹感。它的嘌呤含量较低，也有助于减少人体中游离的嘌呤含量。不过，并发肥胖症、糖尿病的痛风患者要少食黄油。

⬡ 特别注意

黄油嘌呤含量<25毫克/100克。孕妇及有高血压、高脂血症、糖尿病或肥胖症的患者应慎食。

慎吃

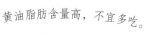
黄油脂肪含量高，不宜多吃。

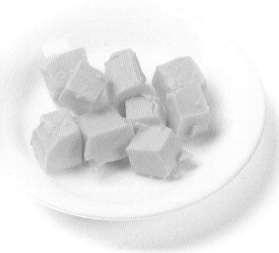

冰激凌

冰激凌的嘌呤含量低，水含量高，其主要成分有脂肪、蔗糖和蛋白质，可为人体提供热量。但冰激凌含糖量高，痛风患者应慎吃。

⬡ 特别注意

痛风并发高脂血症、糖尿病的患者要少吃。

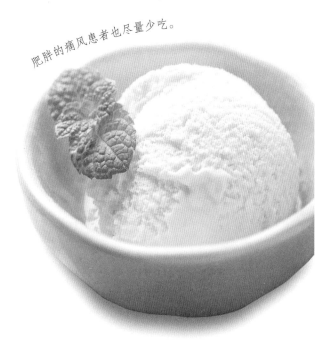
肥胖的痛风患者也尽量少吃。

慎吃

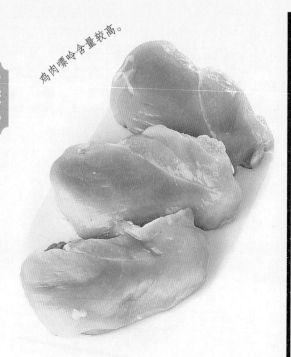

鸡肉嘌呤含量较高。

鸭肉

鸭肉中的 B 族维生素对血脂异常的痛风患者有帮助。而且，鸭肉中丰富的不饱和脂肪酸对血糖高的痛风患者有保健作用。但鸭肉嘌呤含量较高，急性发作期的痛风患者应慎吃。

特别注意

腹泻期间不宜食用。

鸡肉

鸡肉是日常生活中常见的食材，不但可以热炒、炖汤，还可以冷食、凉拌。鸡肉中的蛋白质含量高，而且易消化，可滋补身体。但鸡肉嘌呤含量较高，急性发作期的痛风患者应慎吃。

特别注意

在痛风缓解期可以食用，但要控制食用量，不可一次性进食太多。

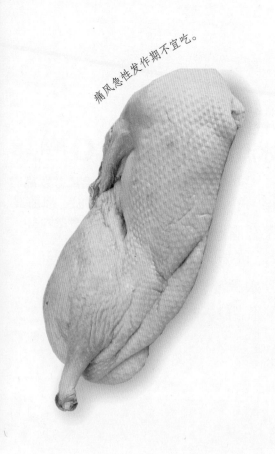

痛风急性发作期不宜吃。

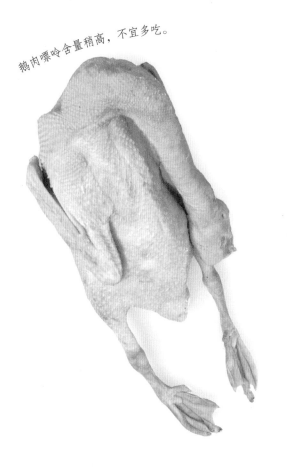

鹅肉嘌呤含量稍高，不宜多吃。

鸽肉

鸽肉中钾含量丰富，有利于尿酸盐溶解及排泄。另外，鸽肉能补肝益肾、益气补血，有助于降血糖、降血压，适合并发糖尿病、高血压的痛风患者食用。鸽肉可做粥，可炖，与富含维生素的食物同食比较好。但鸽肉嘌呤含量较高，痛风急性发作期的患者不宜吃。

◆ 特别注意

鸽肉嘌呤含量约为80毫克/100克。

慎吃

鹅肉

鹅肉是高蛋白、低脂肪、低胆固醇的营养食物，可益气补虚、和胃生津。但鹅肉嘌呤含量较高，急性发作期的痛风患者应慎吃或不吃。鹅肉可炖、烹炒等，注意痛风患者不能喝鸭汤。

◆ 特别注意

鹅肉嘌呤含量约为135毫克/100克，动脉硬化者要少食。

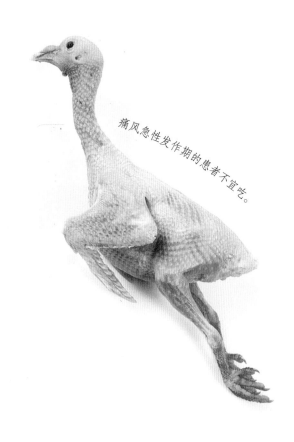

痛风急性发作期的患者不宜吃。

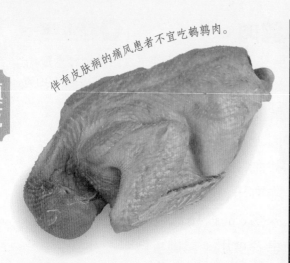

伴有皮肤病的痛风患者不宜吃鹌鹑肉。

鹌鹑肉

鹌鹑肉含有多种人体必需氨基酸，而且其钾含量高，有助于体内尿酸的溶解以及排泄。鹌鹑肉是典型的高蛋白、低脂肪食物，富含磷脂，有助于减肥、降血压，但其嘌呤含量高，痛风患者应慎食。

特别注意

鹌鹑肉嘌呤含量约为138.4毫克/100克。

猪肉

猪肉含有多种人体必需的氨基酸、丰富的B族维生素，不仅能为人体提供营养，还能促进热量代谢，有利于健康。但是，猪肉嘌呤含量较高，痛风患者每日食用量不宜超过100克。除了鲜猪肉外，痛风患者还要注意不要吃被加工制作的各式猪肉罐头、火腿、香肠、腌肉等，此类加工过的猪肉，含有大量的盐分，不利于病情控制。

特别注意

痛风并发肥胖症患者少吃猪肥肉。

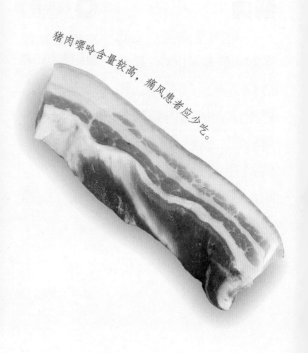

猪肉嘌呤含量较高，痛风患者应少吃。

兔肉

兔肉属于高蛋白、低脂肪、低胆固醇的肉类；兔肉中钾含量非常高，有助于体内尿酸溶解，并有利于尿酸盐排出体外。但是兔肉的嘌呤含量较高，在痛风急性发作期应慎食。

⬡ 特别注意

呕吐、泄泻期间不宜食用。

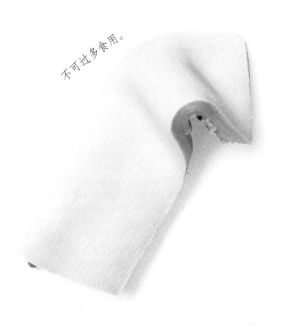

不可过多食用。

痛风急性发作期不宜食用。

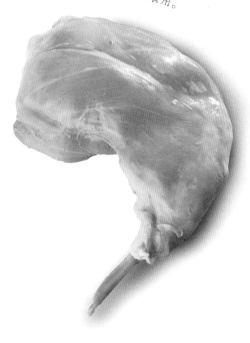

猪皮

猪皮蛋白质含量高，富含胶原蛋白，对人的皮肤、筋腱、骨骼、毛发都有一定的保健作用。但是，猪皮嘌呤含量较高，痛风患者要注意控制摄入量。

⬡ 特别注意

患有动脉硬化、高血压的患者应少食或不食。

慎吃

嘌呤含量较高。

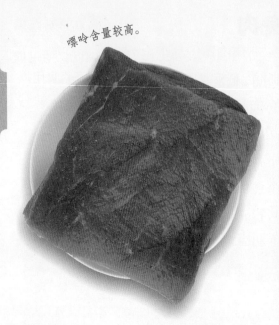

牛肉

　　牛肉含有丰富的蛋白质，能强身健骨，提高机体抵抗力。牛肉还富含锌、镁，有助于预防动脉硬化，促进心血管健康。而且，牛肉含脂肪、胆固醇较少。但因其嘌呤含量较高，痛风患者要注意一次不宜多吃，更不宜喝牛肉汤。

🔦 **特别注意**

肾功能不好者少食牛肉。

羊肉

　　羊肉含丰富的蛋白质、B 族维生素及多种矿物质，羊肉的钾含量丰富，能促进体内尿酸盐的排泄。但羊肉的嘌呤含量高，痛风患者应慎食，一次食用量不宜过多。

🔦 **特别注意**

痛风患者一次不宜吃太多，也不宜喝羊肉汤。

牙痛、口舌生疮者不宜食用。

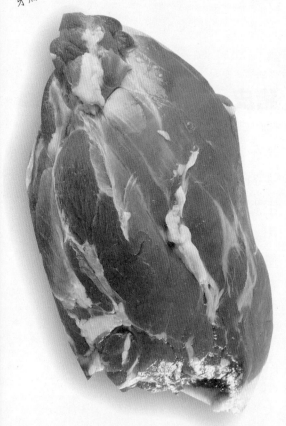

猪肝

猪肝含铁丰富,能补血养血;还含有丰富的维生素 A,有利于保护视力,维持细胞正常代谢。但猪肝的嘌呤含量过高,食之很容易使摄入的嘌呤含量超标,所以痛风患者不宜食用。

特别注意

猪肝胆固醇含量高。

忌吃

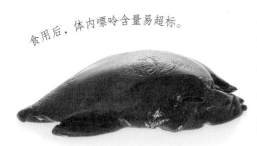

食用后,体内嘌呤含量易超标。

鸡肝

鸡肝含有丰富的营养物质,是理想的补血佳品,能为人体补充蛋白质、铁、维生素 A 及维生素 B_2,能补血虚、明双目、补中益气。但鸡肝的嘌呤含量过高,很容易使摄入的嘌呤量超标,所以痛风患者不宜食。

特别注意

鸡肝嘌呤含量为>200毫克/100克。

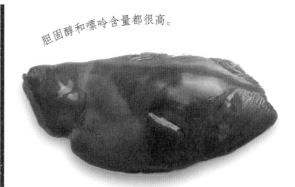

胆固醇和嘌呤含量都很高。

鸭肝

鸭肝与鸡肝一样都是理想的补血佳品,含铁丰富。鸭肝的钾含量高,有助于维持体内电解质平衡。但鸭肝的嘌呤含量过高,痛风患者不宜食用。

特别注意

鸭肝嘌呤含量＞３００毫克/100克。

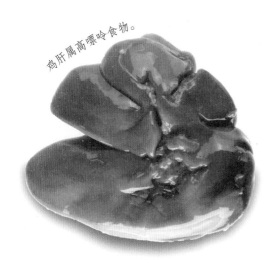

鸡肝属高嘌呤食物。

忌吃

猪小肠

　　猪小肠含钙、镁、铁等人体必需的矿物质，但它的胆固醇含量很高，而且嘌呤含量也过高，所以痛风患者不宜食用。

💡 **特别注意**

猪小肠嘌呤含量＞200毫克/100克。

痛风及高血压、高脂血症患者都不宜食用。

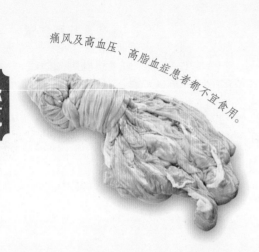

猪肺

　　猪肺脂肪含量低、热量也低，老少皆宜，常食不易发胖，但猪肺自身嘌呤含量高，不适合痛风患者食用。

💡 **特别注意**

猪肺嘌呤含量＞400毫克/100克。

高血压患者也不宜食用。

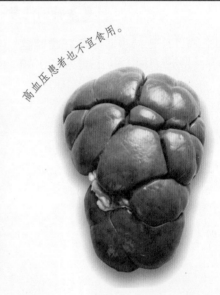

属高嘌呤食物，痛风患者不宜食。

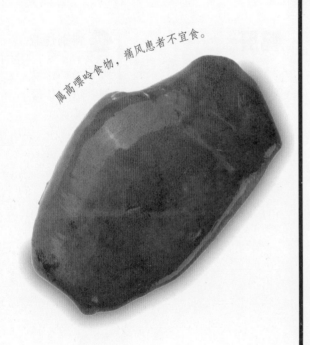

牛肾

　　牛肾虽是一种低脂肪、低热量的食材，但对于痛风患者来说，牛肾嘌呤含量高，不适宜食用。

💡 **特别注意**

牛肾嘌呤含量＞200毫克/100克。

豆类及其制品

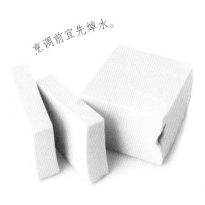
烹调前宜先焯水。

豆腐

豆腐呈碱性，钾含量高，有助于尿酸盐的溶解和排泄，可减少游离的嘌呤含量。但豆腐嘌呤含量较高，痛风患者要少食。豆腐的食用方法很多，烹调前用盐水将豆腐焯一下，既可使一部分嘌呤溶解于水中，又可保证在做菜时豆腐不易碎。

💡 特别注意

豆腐嘌呤含量>50毫克/100克。

慎吃

豆浆

豆浆含有丰富的植物蛋白质、不饱和脂肪酸，有助于强身壮体、降血压、降血脂，优化心血管功能，还能减少脂肪堆积，有助于减肥。其所含的多种矿物质，有助于调节体内水液平衡，从而保持尿酸盐含量的稳定。豆浆虽然老少皆宜，但痛风患者每日宜少量饮用。

💡 特别注意

豆浆嘌呤含量约为27.75毫克/100克。一次喝豆浆过多容易引起消化不良，出现腹胀、腹泻等不适症状。

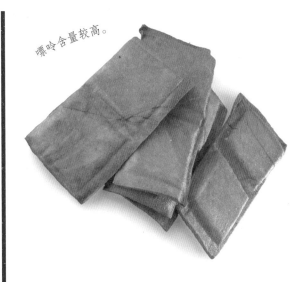
嘌呤含量较高。

豆腐干

豆腐干是一种富含大豆蛋白的碱性食物，利于人体吸收，有助于抑制胆固醇的摄入，可有效预防心血管疾病的发生。豆腐干嘌呤含量较高，痛风患者应慎食。

💡 特别注意

豆腐干嘌呤含量约为66.5毫克/100克。合并肥胖症、糖尿病、高血压、肾病的痛风患者不宜多食过咸的豆腐干。

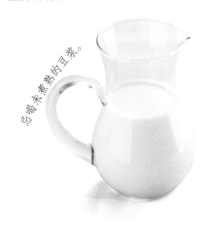
忌喝未煮熟的豆浆。

脾胃虚弱的人不宜多食。

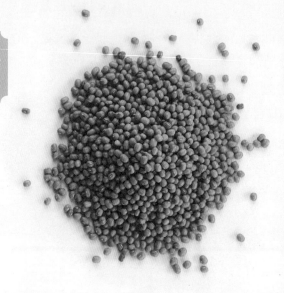

绿豆

绿豆在体内消化后形成碱性环境，从而有助于尿酸盐的溶解。另外，绿豆的钾含量很高，有利于尿酸盐的排泄，也有助于降血压、降血糖。绿豆可煮粥，也可煲汤食用。绿豆在痛风发作期不宜食用；病情稳定期可以少量食用。但是不建议痛风患者食用由绿豆加工而成的绿豆糕，因为里面添加了大量的糖分，有可能会导致体内的尿酸水平增高。

特别注意

绿豆嘌呤含量约为75.1毫克/100克。不宜与温补性药物同食。

红小豆

红小豆是一种富含钾元素的碱性食材，适量食用有助于降低痛风患者血尿酸水平。红小豆可煲汤、煮粥、炖菜，或做成豆沙馅食用。但红小豆嘌呤含量较高，痛风急性发作期患者应慎食。

特别注意

红小豆嘌呤含量约为53.2毫克/100克。

红小豆有利水消肿、解毒的功效。

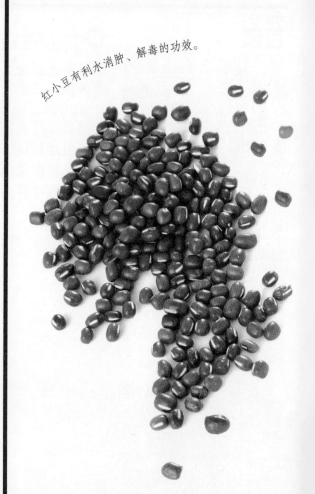

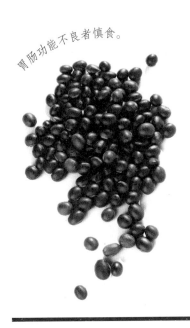

胃肠功能不良者慎食。

黑豆

　　黑豆高蛋白、低热量，含有人体必需氨基酸，适合伴有高脂血症、高血压、肥胖症的痛风患者食用，但其嘌呤含量较高，痛风患者应注意控制食用量。

　　黑豆可榨成豆浆食用，或与其他谷类食物一起食用，具有补脾养胃、养血安神的功效。

💡 特别注意

黑豆嘌呤含量约为137.4毫克/100克。

慎吃

蚕豆

　　蚕豆富含氨基酸，而且蚕豆的钾含量高，有助于维持体内电解质的平衡，能促进体内尿酸盐的溶解和排泄。但是蚕豆自身嘌呤含量较高，痛风患者不宜多吃，痛风急性发作期患者忌食。

💡 特别注意

蚕豆嘌呤含量为100~150毫克/100克。消化不良者不宜食用。

芸豆嘌呤含量高，痛风患者要少吃。

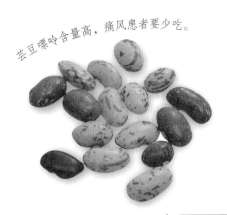

芸豆

　　芸豆富含蛋白质，有助于提高人体免疫力，减少游离的嘌呤含量。芸豆是高钾、高镁、低钠食品，有助于促进体内尿酸盐的溶解和排泄。但是，芸豆嘌呤含量较高，痛风患者应注意控制食用量。急性发作期不宜食。

💡 特别注意

芸豆嘌呤含量约为137.4毫克/100克。

蚕豆嘌呤含量较高，不宜多吃。

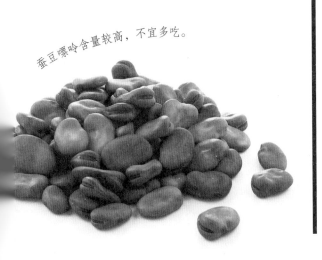

大豆

大豆中含有类黄酮，有助于预防心脏病、降低胆固醇。大豆中还富含钙、磷、钾和硼元素，可以对更年期骨质疏松起到良好的防治作用。但大豆的嘌呤含量过高，很容易使体内的嘌呤含量超标，所以痛风患者不宜食用。

特别注意

大豆嘌呤含量约为218毫克/100克。

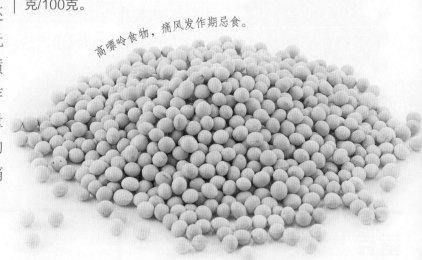

高嘌呤食物，痛风发作期忌食。

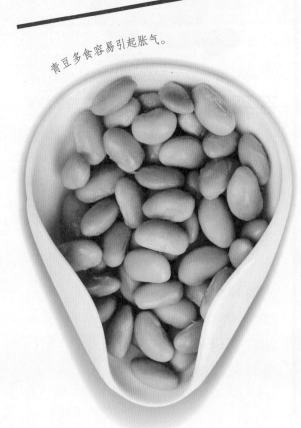

青豆多食容易引起胀气。

青豆

青豆含有多种人体必需的氨基酸、叶酸、膳食纤维，能增强机体抗病能力。青豆还富含不饱和脂肪酸，有助于保持血管弹性，保持血压稳定。青豆所含的磷脂，有健脑益智、消除疲劳的功效，适合脑力劳动者食用。但青豆嘌呤含量高，痛风患者不宜食。

特别注意

青豆嘌呤含量约为229.1毫克/100克。

水产类

海参

海参有低嘌呤、高蛋白、低脂肪、低胆固醇的特点，食用海参可促进钙质吸收，是天然的补钙佳品。

宜吃

防治痛风关键点：低嘌呤

防治痛风吃法

适宜：海参可凉拌、煮粥、炒食和煲汤。海参可防治骨质疏松，还有助于防治痛风并发高脂血症、糖尿病等。

不适宜：烹调海参时不宜加醋。

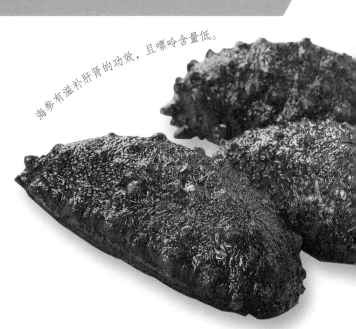

海参有滋补肝肾的功效，且嘌呤含量低。

约 **4.2** 嘌呤含量
毫克/100克

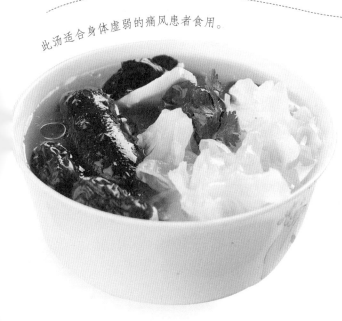

此汤适合身体虚弱的痛风患者食用。

海参木耳汤

原料：泡发海参、猪瘦肉各100克，泡发的银耳、木耳各50克，红枣、香油、盐、姜片、香菜叶各适量。

做法：海参洗净切片；猪瘦肉洗净切小块；木耳、银耳、红枣洗净。将所有食材放入砂锅，加水煲汤，煲30~50分钟后，放入香油、盐和姜片，再煲5分钟后，撒上香菜叶点缀即可。

海蜇皮

海蜇皮的嘌呤含量低，含有多种营养成分，其中的活性肽有降血压作用，另外其含有一种类似乙酰胆碱的物质，可扩张血管，能降血压。

宜吃

防治痛风关键点：低嘌呤

防治痛风吃法

适宜： 海蜇皮的烹调方法以凉拌为主。海蜇皮脂肪含量很少，适宜痛风并发肥胖症的患者食用。

不适宜： 新鲜海蜇含有毒素，能引起细菌性食物中毒，不宜吃。患甲状腺功能亢进者不宜食用。

约 **9.3** 嘌呤含量 毫克/100克

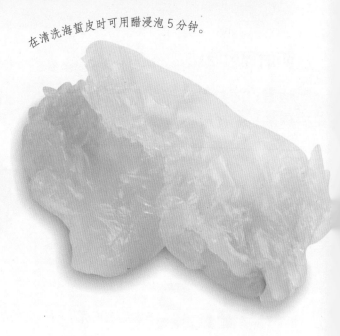
在清洗海蜇皮时可用醋浸泡5分钟。

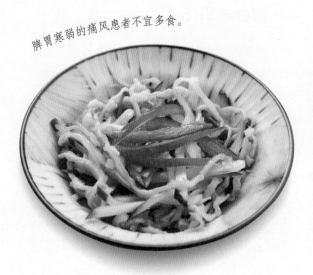
脾胃寒弱的痛风患者不宜多食。

凉拌海蜇皮

原料： 海蜇皮200克，黄瓜50克，醋、白糖、盐、香油、甜椒丝各适量。

做法： 将海蜇皮浸泡8小时，洗净切丝，开水略烫，沥干放凉；黄瓜洗净切丝。把醋、白糖、盐、香油调成小料。海蜇丝装盘，撒黄瓜丝，浇上小料拌匀即可，可用甜椒丝做装饰。

鲤鱼

鲤鱼含优质蛋白，易被人体吸收，能为机体补充营养。鲤鱼的脂肪多为不饱和脂肪酸，有助于降低胆固醇，可以防治动脉硬化、冠心病。另外，鲤鱼可利水消肿，便于尿酸盐的排出。但鲤鱼嘌呤含量高，痛风患者还是要慎食。

特别注意

鲤鱼的嘌呤含量约为137.1毫克/100克。伴有荨麻疹、湿疹的痛风患者应慎食。

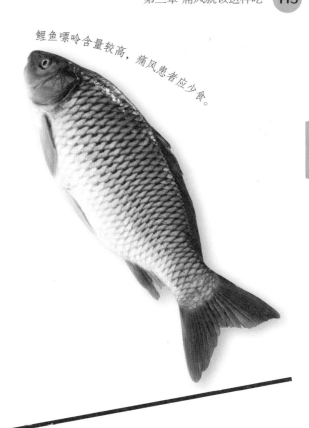

鲤鱼嘌呤含量较高，痛风患者应少食。

慎吃

煮草鱼时不宜用大火，以免把鱼肉煮散。

草鱼

草鱼能补充人体必需氨基酸，是一种温中补虚的养生食物。草鱼含有丰富的硒，有助于增强人体免疫力，促进维生素C、维生素E的吸收，清除体内自由基，减少细胞受损。但草鱼嘌呤含量较高，痛风患者要慎食，而且不要喝鱼汤。

特别注意

草鱼的嘌呤含量约为140.2毫克/100克。痛风患者和动脉硬化患者慎食。

慎吃

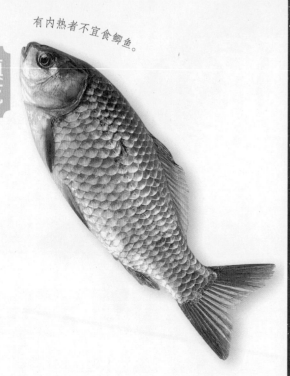

有内热者不宜食鲫鱼。

鳕鱼

鳕鱼蛋白质含量高，还含有丰富的镁元素，对心血管系统有很好的保护作用。鳕鱼可清蒸，也可炖汤食用。但鳕鱼嘌呤含量较高，痛风患者不可食用过多。

特别注意

鳕鱼的嘌呤含量为100~150毫克/100克。

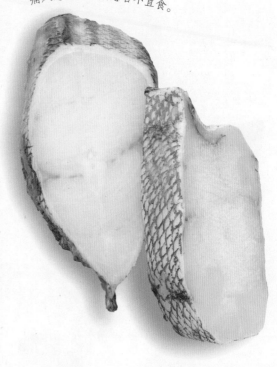

痛风急性发作期患者不宜食。

鲫鱼

鲫鱼蛋白质含量高，且钾含量也高，钠含量低，有助于维持体内电解质平衡，促进尿酸盐排泄。鲫鱼所含的不饱和脂肪酸，不仅利于减肥，还有助于防治高血压。但鲫鱼嘌呤含量较高，痛风患者不宜多吃，且不宜喝鲫鱼汤。

特别注意

鲫鱼的嘌呤含量约为137毫克/100克。内热者不宜食用，易生热而生疮疡者也应慎食。

大小以 750 克左右的鲈鱼肉质口感最好。

鲈鱼

鲈鱼含有丰富的蛋白质、矿物质及多种维生素,脂肪含量低,热量少,是一种有利于减肥的营养佳品。鲈鱼含有的不饱和脂肪酸,有助于降低体内血脂浓度。日常可清蒸、红烧或炖汤。但对于痛风患者来说,其嘌呤含量较高,应慎食。

◆ 特别注意

鲈鱼的嘌呤含量为75~150毫克/100克。皮肤病、疮肿患者多食易生疮,要慎食。

螃蟹

螃蟹营养十分丰富,蛋白质含量比猪肉、鱼肉高,钙、磷、铁的含量也较高。螃蟹中含有丰富的维生素 A 和维生素 D,能促进钙、磷的吸收和贮存,维持骨骼的正常发育,还能明目。螃蟹味道鲜美,可用来蒸、煮或做小吃馅。煮食螃蟹时,加入一些紫苏叶、鲜生姜,可减其寒性。但螃蟹嘌呤含量较高,痛风患者应慎食。

◆ 特别注意

螃蟹的嘌呤含量约为81.6毫克/100克。脾胃虚寒、有消化道炎症的痛风患者不宜食用。

慎吃

女性生理期不宜多吃螃蟹。

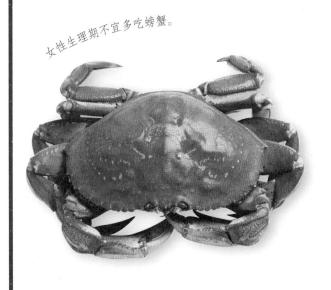

慎
吃

鳗鱼

鳗鱼富含蛋白质，其所含的维生素 A 能明目去翳，维持骨骼正常发育。鳗鱼还富含不饱和脂肪酸，有助于降血脂，同时也有助于降低心血管疾病的发病率。但是鳗鱼的嘌呤含量较高，痛风患者应慎食。

💡 特别注意

鳗鱼的嘌呤含量约为113.1毫克/100克，对水产品过敏及慢性疾病患者应慎食鳗鱼。

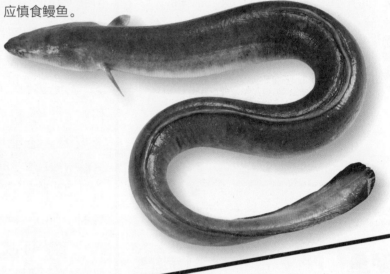

鳗鱼嘌呤含量较高，痛风患者应少食。

鳝鱼

鳝鱼脂肪含量低，钙、铁含量很高，能补钙补血，保持骨质健康。鳝鱼可炒食，也可煲汤。对于痛风患者来说，鳝鱼嘌呤含量较高，应慎食。

💡 特别注意

鳝鱼的嘌呤含量约为92.8毫克/100克。

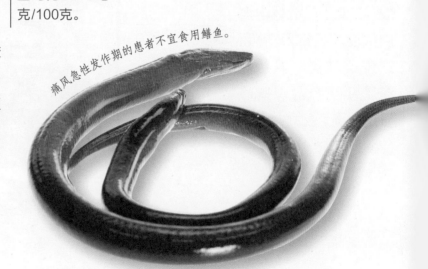

痛风急性发作期的患者不宜食用鳝鱼。

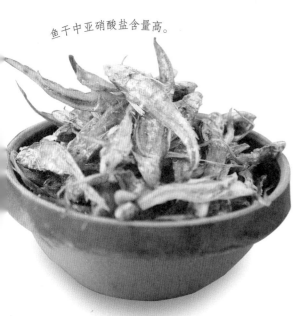

鱼干中亚硝酸盐含量高。

鱼干

鱼干的蛋白质含量较高，是补充蛋白质的理想食物，但鱼干热量高，脂肪含量也不低，多吃对身体不利。鱼干含盐量高，不利于血压和血糖的平稳。另外，鱼干的嘌呤含量非常高，痛风患者应忌食。

💡 特别注意

鱼干的嘌呤含量约为1538.9毫克/100克。

忌吃

带鱼

带鱼的脂肪含量高于一般鱼类，且多为不饱和脂肪酸，具有降低胆固醇的作用。常吃带鱼有养肝补血、泽肤养发的功效。但带鱼的嘌呤含量过高，痛风患者不宜食用。

💡 特别注意

带鱼的嘌呤含量约为391.6毫克/100克。皮肤过敏或有疥疮、湿疹的痛风患者不宜食用。

食用带鱼易使体内嘌呤含量超标。

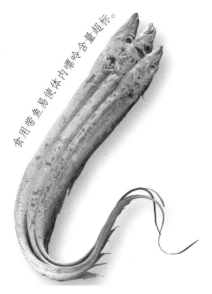

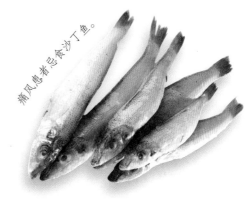

痛风患者忌食沙丁鱼。

沙丁鱼

沙丁鱼营养价值很高，含有的磷脂能抑制甘油三酯的产生，有助于降低血压。沙丁鱼还含大量的钙质，有利于骨骼发育，强健骨骼。不过沙丁鱼的嘌呤含量过高，痛风患者食用后易使血尿酸值增高，容易诱发关节疼痛。

💡 特别注意

沙丁鱼嘌呤含量约为345毫克/100克。痛风及肝硬化患者不宜食用。

忌吃

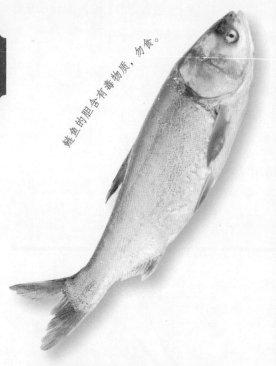

鲢鱼的胆含有毒物质，勿食。

乌鱼

乌鱼含有多种氨基酸以及人体必需的钙、磷、铁、维生素等，能补血补气。但乌鱼的嘌呤含量高，进食后可能会增加痛风患者体内尿酸含量，不利于痛风的康复，故痛风患者不宜食用。

🔔 特别注意

乌鱼的嘌呤含量约为183.2毫克/100克。易过敏体质人群也不宜食用乌鱼。

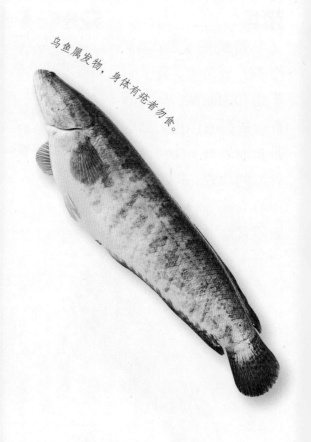

乌鱼属发物，身体有疮者勿食。

鲢鱼

鲢鱼能提供丰富的胶原蛋白，既能强健身体，又是滋养肌肤的理想食物。鲢鱼钾含量高，有利尿、稳定血压的功效，但因其嘌呤含量过高，痛风患者不宜食用。

🔔 特别注意

鲢鱼的嘌呤含量约为202.4毫克/100克。痛风、湿疹患者均不宜食用。

三文鱼

三文鱼营养丰富，含有的丰富不饱和脂肪酸有助于降血脂和血胆固醇含量。三文鱼还有助于增强脑功能，预防老年痴呆和视力减退，适合老年人食用。不过三文鱼的嘌呤含量高，不适合痛风患者食用。

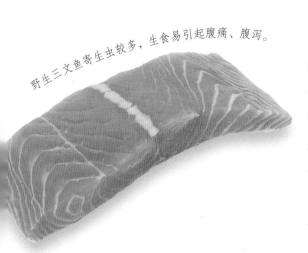

野生三文鱼寄生虫较多，生食易引起腹痛、腹泻。

💡 特别注意

三文鱼的嘌呤含量约为250毫克/100克。有些不良商家会拿淡水养殖的虹鳟鱼冒充三文鱼，购买时注意分辨。

忌吃

草虾

草虾营养丰富，蛋白质含量高，还含有丰富的钾、镁、磷等矿物质及维生素A等成分。镁对心脏活动具有重要的调节作用，能很好地保护心血管系统，可减少血液中胆固醇含量，防止动脉硬化，有利于预防高血压。但草虾嘌呤含量高，不适合痛风患者食用。

💡 特别注意

草虾嘌呤含量约为162.2毫克/100克。除忌食草虾外，其他品种的虾，痛风患者也不宜吃。

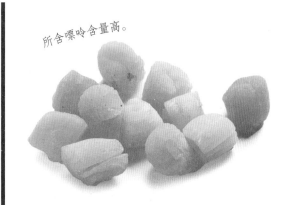

所含嘌呤含量高。

干贝

干贝蛋白质含量高，矿物质含量也较高，能滋阴润燥，调中补肾，保养五脏。一般人都可以食用，但不能过食，以免影响消化功能。干贝的嘌呤含量高，痛风患者不宜食用。

💡 特别注意

干贝的嘌呤含量约为390毫克/100克。

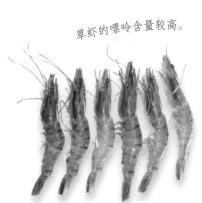

草虾的嘌呤含量较高。

忌吃

牡蛎

牡蛎含有多种优良的氨基酸，并可促进分解肝脏中的胆固醇，降低血液中胆固醇的含量，从而达到降脂的目的。但牡蛎嘌呤含量很高，不适宜痛风患者食用。

💡 特别注意

牡蛎嘌呤含量约为239毫克/100克。牡蛎是海鲜产品，过敏体质人群也不适合食用牡蛎，以免引起过敏。

虚寒者也不宜食用牡蛎。

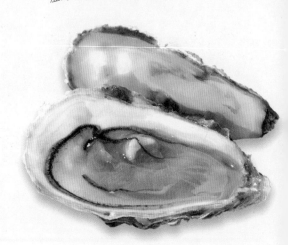

蛤蛎嘌呤含量高。

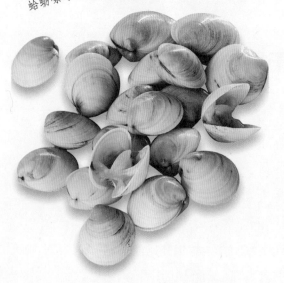

蛤蛎

蛤蜊肉质鲜美，是高蛋白、低脂肪的贝类食物。蛤蜊嘌呤含量很高，痛风患者不宜食用。

💡 特别注意

蛤蜊嘌呤含量约为316毫克/100克。蛤蜊性寒，阳虚体质和脾胃虚寒、腹痛、泄泻者忌食。

其他类食物

榛子

榛子含有丰富的不饱和脂肪酸，有助于防治痛风并发心血管疾病。榛子还含有植物固醇，抗氧化性强，有助于减少体内嘌呤的含量，保护血管，防治痛风并发症。

宜吃

防治痛风关键点：低嘌呤、不饱和脂肪酸、植物固醇

防治痛风吃法

适宜：榛子仁可炒食，可制成榛子酱食用，也可与莲子、大米搭配熬粥，营养丰富，适合痛风及痛风并发高血压患者食用。

不适宜：榛子富含油脂，故痛风并发高脂血症患者应慎食。

约 **22.5** 嘌呤含量 毫克/100克

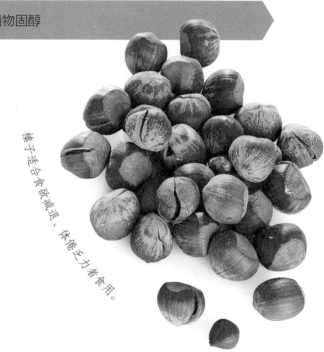

榛子适合食欲减退、体倦乏力者食用。

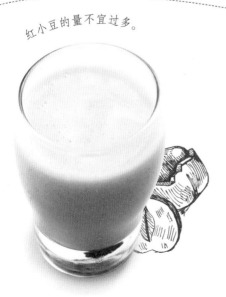

红小豆的量不宜过多。

榛子草莓豆浆

原料：红小豆 50 克，榛子仁 15 克，草莓 100 克。

做法：红小豆用水浸泡 4~6 小时，捞出洗净；草莓洗净，去蒂切丁；榛子仁碾碎。把上述食材放入豆浆机中，加凉开水打成豆浆即可。

核桃

核桃嘌呤含量低，还能健脑益智。另外，核桃所含的不饱和脂肪酸，有助于减少人体肠道对胆固醇的吸收，可防治痛风并发高脂血症以及动脉硬化等。

宜吃

防治痛风关键点：低嘌呤、不饱和脂肪酸

防治痛风吃法

适宜： 核桃可直接去壳食用，也可水煮、烧菜、做粥，或用于制作糕点。吃核桃仁时不要把表面的褐色薄皮剥掉，其含有丰富营养。

不适宜： 伴有慢性肠炎的痛风患者不宜食用。

约 **8.4** 嘌呤含量 毫克/100克

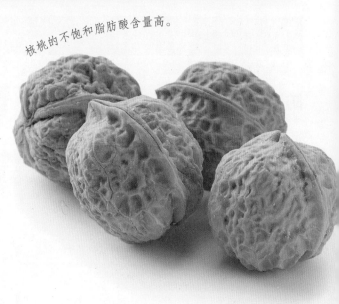

核桃的不饱和脂肪酸含量高。

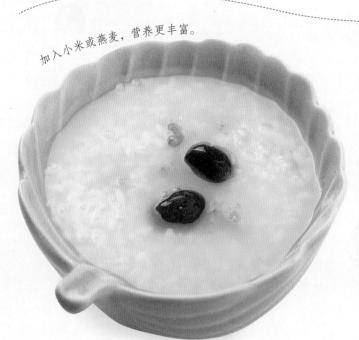

加入小米或燕麦，营养更丰富。

红枣核桃仁粥

原料： 核桃仁20克，红枣2颗，大米100克。

做法： 大米、红枣洗净，放入锅中，加水，大火煮沸后改小火煮30分钟，然后加入核桃仁煮至粥熟即可。

苏打水

　　苏打水非常适合痛风患者饮用，苏打水呈碱性，有利于肾脏将尿酸盐排泄出去，从而降低血尿酸值。

防治痛风关键点：低嘌呤、碱性

防治痛风吃法

适宜：痛风患者直接饮用即可。

不适宜：苏打水含高钠，痛风伴有高血压患者应慎饮。

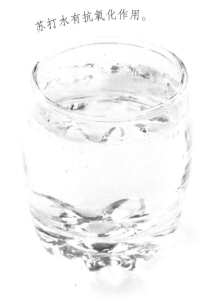

苏打水有抗氧化作用。

约 **5.3** 嘌呤含量
毫克/100克

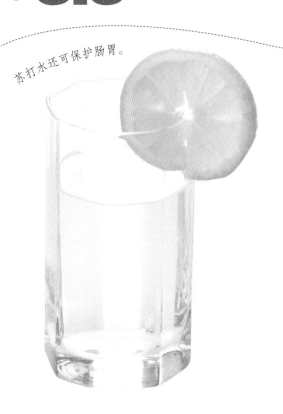

苏打水还可保护肠胃。

柠檬苏打水

原料：苏打水1杯，柠檬片适量。

做法：手握柠檬片，将柠檬汁挤入苏打水中即可。

醋

　　醋种类繁多，有酿造醋、合成醋、水果醋等，醋嘌呤含量低，有利尿功效，有利于尿酸盐的溶解和排泄。

宜吃

防治痛风关键点：低嘌呤

防治痛风吃法

适宜：醋可直接蘸食，也可用于炒菜。醋适宜痛风并发高血压的患者食用，也可缓解痛风患者食欲缺乏。

不适宜：空腹时不宜食用醋，以免因胃酸分泌过多而伤害胃壁。

约 **1.5** 嘌呤含量
毫克/100克

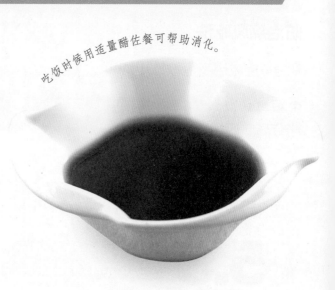

吃饭时候用适量醋佐餐可帮助消化。

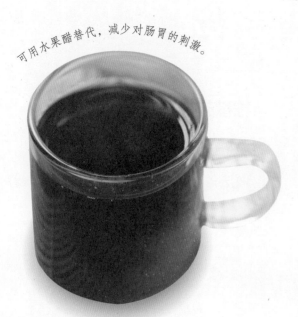

可用水果醋替代，减少对肠胃的刺激。

醋茶

原料：茶叶 3 克，醋 1 毫升。

做法：用沸水冲泡茶叶 5 分钟，将茶叶过滤掉，茶汤中加入醋搅拌均匀即可饮用。

大蒜

大蒜钾含量较高，有助于体内尿酸盐的溶解和排泄。大蒜含有丰富的硒，具有抗氧化能力，可减少游离的嘌呤含量。另外，大蒜具有杀菌的功效。但大蒜嘌呤含量略高，痛风患者在急性发作期应少食或不食。

特别注意

大蒜嘌呤含量约为38.2毫克/100克。胃溃疡患者也需慎食。

慎吃

将大蒜在水中浸泡5分钟可轻松剥皮。

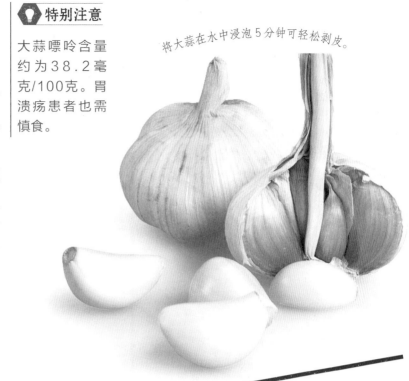

不宜一次食用过多。

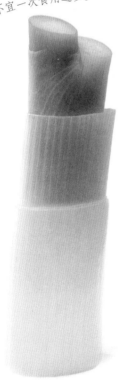

葱

葱四季都能食用，是烹饪时的常用调味品。葱叶的胡萝卜素、维生素C含量较高。葱所含的硒，能保护细胞免受氧化损害，从而有助于平稳血压，防治痛风并发症。但是葱的嘌呤含量略高，痛风患者不宜一次食用太多。

特别注意

葱嘌呤含量约为38.2毫克/100克。

慎吃

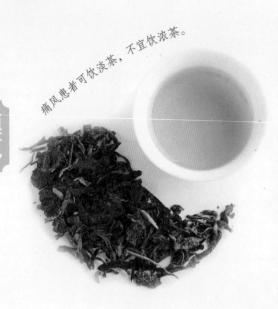

痛风患者可饮淡茶，不宜饮浓茶。

腰果

腰果含有丰富的维生素 B_1，有助于调节糖代谢，有利于痛风患者补充能量，消除疲劳。腰果富含镁、钾、硒等矿物质，有利于减肥。但其嘌呤含量较高，痛风患者不宜多食。

⬡ 特别注意

腰果嘌呤含量约为80.5毫克/100克。对坚果过敏人群以及肠炎、腹泻患者不宜食用。

茶

茶水呈弱碱性，有利于尿酸盐的排泄。另外，茶叶中的抗氧化剂有助于延缓细胞老化，减少游离嘌呤含量，并有助于防治痛风并发高血压。茶叶还含有加速脂肪分解的成分，能减肥瘦身，有助于防治痛风并发高脂血症。但痛风患者不宜过多饮茶。痛风患者饮茶时应以量少清淡为主，因大量饮用浓茶易升高血压，对痛风患者不利。

⬡ 特别注意

痛风患者不宜空腹饮茶，也不宜饮浓茶。

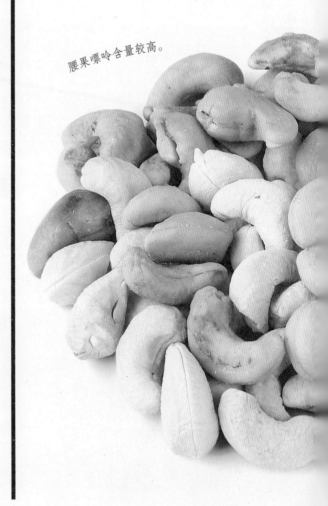

腰果嘌呤含量较高。

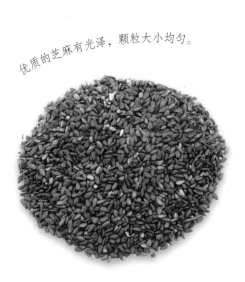

优质的芝麻有光泽，颗粒大小均匀。

芝麻

芝麻含有较丰富的钾，能促进体内尿酸盐的溶解和排泄。它的维生素E含量也很高，能保护细胞，从而减少游离嘌呤的含量。芝麻可榨制香油食用，也可做成芝麻酱食用，烹调时多用作辅料。但芝麻嘌呤含量稍高，痛风患者在急性发作期不宜食用。

💡 特别注意

黑芝麻嘌呤含量约为57毫克/100克，白芝麻嘌呤含量约为89.5毫克/100克。

慎吃

栗子

栗子富含维生素C，有助于减缓细胞老化速度，防治骨质疏松，促进身体新陈代谢。栗子的钾含量高，有助于促进体内电解质平衡，利于尿酸盐的溶解和排泄。但痛风并发糖尿病患者宜少食，多食不利于控制病情。

💡 特别注意

栗子的嘌呤含量约为34.6毫克/100克。脾胃虚弱、消化不良者也要少食。

伴有大便干结、腹部胀满的痛风患者应忌食。

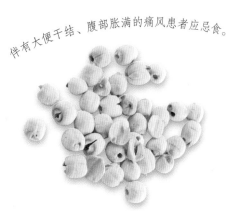

莲子

莲子含有丰富的蛋白质和碳水化合物，钾元素、镁元素含量高，有助于体内尿酸盐的排泄，并促进新陈代谢，从而起到降血压、降血糖的作用。但因为莲子嘌呤含量略高，所以痛风患者应慎食。

💡 特别注意

莲子嘌呤含量约为40.9毫克/100克。

伴有糖尿病的痛风患者不宜多食。

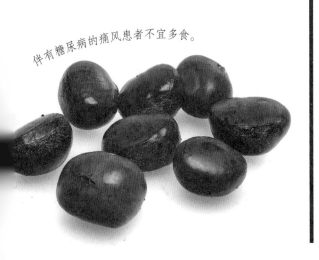

花生

花生富含不饱和脂肪酸，有助于降低胆固醇含量。花生中钾含量非常高，有利于尿酸盐的溶解，并有助于降血压、降血糖。但其嘌呤含量高，痛风患者不宜多吃。

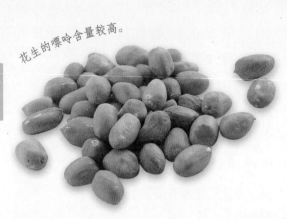

花生的嘌呤含量较高。

◆ 特别注意

花生的嘌呤含量约为95.3毫克/100克。花生含油脂多，消化时需要多耗胆汁，故胆病患者不宜食用；体寒湿滞及肠滑便泄者不宜食用。

果酱

果酱在制作的过程中，新鲜水果富含的维生素C等成分在高温中分解，但钾元素稳定。丰富的钾元素有助于尿酸盐的溶解和排泄。但因为果酱嘌呤含量略高且糖分过高，所以痛风患者不宜多吃。

◆ 特别注意

果酱嘌呤含量约为30毫克/100克。痛风合并糖尿病患者忌食。痛风合并冠心病、肾炎患者也不宜多食。

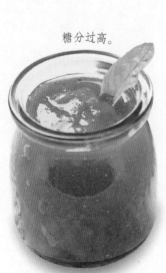

糖分过高。

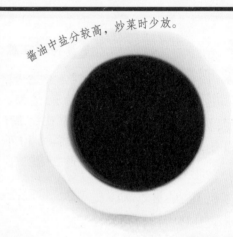

酱油中盐分较高，炒菜时少放。

酱油

酱油的主要原料是大豆，大豆含有多种氨基酸，可满足机体所需。酱油所含的矿物质硒及其他抗氧化剂，有助于清除体内自由基，减少细胞受损率，从而减少游离的嘌呤含量。不过因为酱油盐分和热量较高，所以痛风患者不宜过多食用。

◆ 特别注意

酱油嘌呤含量约为25毫克/100克。糖尿病、高血压患者应控制酱油的摄入。

鸡精含有核苷酸，核苷酸的代谢产物就是尿酸，所以痛风患者不宜食用。

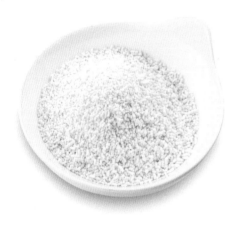

鸡精

鸡精是以鸡肉、鸡骨、鸡蛋为原料制成的调味料，含有高水平的谷氨酸钠，可替代味精。鸡精除了增鲜，并没有什么营养价值，还因含钠过高而容易导致高血压、高血糖，也容易导致身体肥胖，而且鸡精嘌呤含量过高，痛风患者不宜食用。

💡 特别注意

鸡精的嘌呤含量约为500毫克/100克。

忌吃

酒

饮酒易导致高尿酸血症。酒精可升高血乳酸水平，抑制尿酸盐的排泄，诱发痛风性关节炎急性发作。其中，啤酒引发痛风的可能性大，不宜饮用，葡萄酒可少量饮用。

💡 特别注意

酒的嘌呤含量约为229.1毫克/100克。长期饮酒会导致肝脏的负担加大，时间久了可能会导致肝硬化或脂肪肝。

肉汤中嘌呤含量高，痛风患者不宜食用。

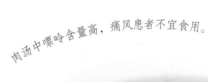

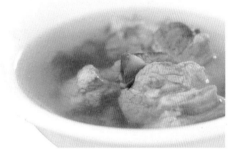

冠心病患者可适当饮用葡萄酒。

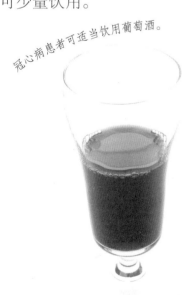

肉汤

肉类中含有较高的嘌呤，基本都在痛风患者慎食的范围内，而且，嘌呤易溶解于水，所以肉汤中的嘌呤远高于肉本身，痛风患者不宜饮用。

💡 特别注意

肉汤嘌呤含量约为500毫克/100克（以鸡肉汤为例）。

第二章

第一章

第三章

第四章
防治痛风的中药

近年来，高尿酸血症和痛风的患病率上升较快，痛风严重影响人们的生活质量，临床上对痛风的治疗日益重视。生活中有许多药食同源的食材，含有对痛风患者有益的成分，如陈皮、薄荷、百合等，有助于缓解痛风带来的不适。

第六章

第五章

第七章

厨房里宜食用的中药

薏米

薏米有健脾渗湿、除痹止泻、利水消肿、清热排脓的功效。薏米含有三萜类化合物、多糖、固醇等功能性成分，可利尿，有助于促进尿酸盐排泄。

> 防治痛风关键点：三萜类化合物

防治痛风吃法

适宜：薏米煮粥、泡茶均可，煮粥前最好提前浸泡以便于煮软。

不适宜：妊娠期和经期女性慎用。

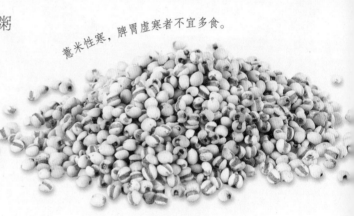

薏米性寒，脾胃虚寒者不宜多食。

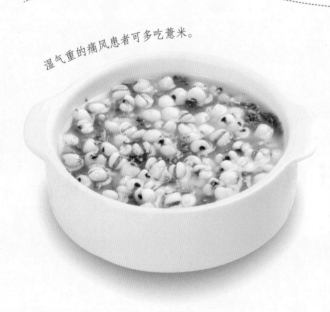

湿气重的痛风患者可多吃薏米。

薏米青菜粥

原料：薏米 50 克，青菜 100 克，盐少许。

做法：青菜洗净，焯水，切末。薏米提前浸泡，洗净，放入锅里，加水用大火烧开，转小火煮成粥，加入青菜末煮至菜熟，加少量盐调味即可。

百合

百合富含的钾有利于尿酸盐排泄。百合含有硒、铜等矿物质，有助于抗氧化，保护细胞，减少体内的游离嘌呤。另外，百合还含有秋水仙碱，有助于缓解痛风性关节炎带来的不适。

宜吃

防治痛风关键点：钾、硒、铜、秋水仙碱

防治痛风吃法

适宜：可煮粥、泡茶、制作菜肴。

不适宜：伴有风寒咳嗽及大便溏泄的痛风患者慎用。

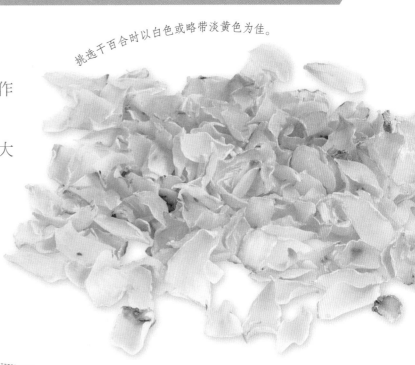

挑选干百合时以白色或略带淡黄色为佳。

若使用干百合则需要提前浸泡。

百合粥

原料：鲜百合 50 克，大米 100 克，枸杞子适量。

做法：鲜百合洗净，大米淘洗干净。锅中放水，放入大米和百合，大火烧开后转小火，煮至粥稠米烂，加入枸杞子再煮 2 分钟即可。

菊花

菊花含有的黄酮类物质抗氧化能力很强，有助于减少人体中游离的嘌呤含量，从而减少尿酸的生成。此外，菊花含有三萜类化合物等成分，有助于降血压、降低胆固醇。

宜吃

防治痛风关键点：黄酮类物质、三萜类化合物

防治痛风吃法

适宜： 菊花可以泡茶、煮粥、做汤，能疏风散热、平肝明目，适合痛风并发高脂血症的患者食用。

不适宜： 气虚胃寒、食少泄泻的痛风患者慎用。

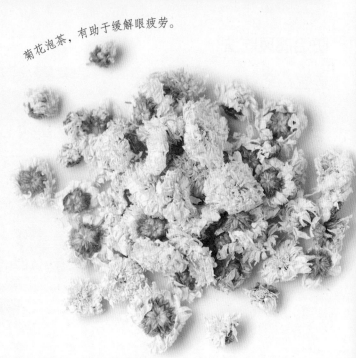

菊花泡茶，有助于缓解眼疲劳。

也可将菊花、陈皮煎煮取汁后和大米煮粥。

菊花粥

原料： 菊花2朵，陈皮10克，大米100克，白糖适量。

做法： 将陈皮洗净，切小丁；大米洗净。锅中放入大米，加入适量水煮粥，粥成，加入菊花、陈皮丁略煮片刻，最后加白糖调味即可。

荷叶

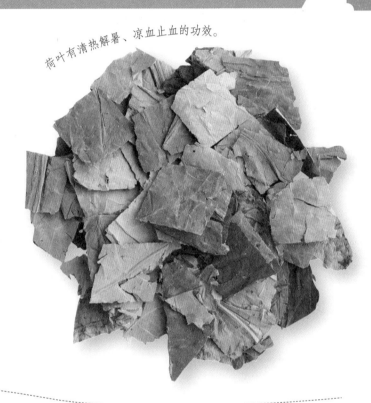

荷叶含有的黄酮类物质有助于清除体内自由基，从而有利于减少体内游离的嘌呤含量。

防治痛风关键点：黄酮类物质

宜吃

防治痛风吃法

适宜：荷叶色青绿，气芬芳，是传统药膳中常选用的原料。干荷叶、鲜荷叶均可用来泡茶、煮粥等。

不适宜：脾胃虚寒的痛风患者慎用。

荷叶有清热解暑、凉血止血的功效。

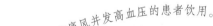
此茶尤其适宜痛风并发高血压的患者饮用。

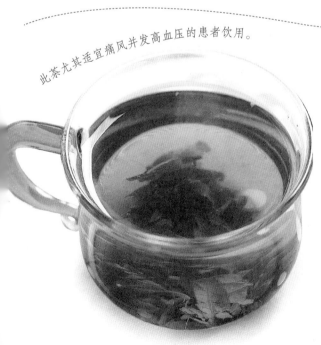

葛花荷叶茶

原料：葛花5克，鲜荷叶10克，陈皮3克。

做法：鲜荷叶切丝，与陈皮、葛花一同入锅，加适量水煮15分钟即可。

山楂

山楂含有的黄酮类物质具有抗氧化性，有利于减少尿酸盐的生成。另外，山楂所含的三萜类化合物有助于降血压、降血脂，对防治痛风并发症有一定帮助。

宜吃

防治痛风关键点：黄酮类物质、三萜类化合物

防治痛风吃法

适宜： 可煮汤、泡茶等。山楂有助于降血脂，适宜痛风并发肥胖症、高脂血症的患者食用。

不适宜： 胃肠功能弱的痛风患者应少食。不宜空腹吃。

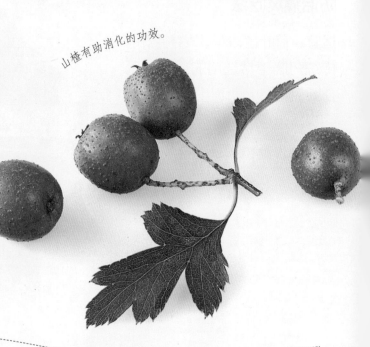

山楂有助消化的功效。

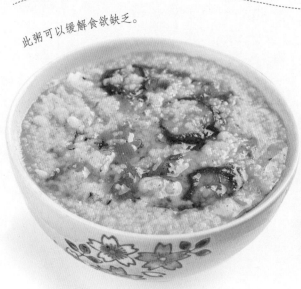

此粥可以缓解食欲缺乏。

山楂陈皮桂花粥

原料： 山楂片、陈皮、桂花各 10 克，小米 50 克，薏米 20 克。

做法： 薏米提前浸泡。小米、薏米加水同煮粥，待粥将成时加入山楂片、陈皮、桂花，搅拌均匀，再煮 5 分钟即可。

薄荷

薄荷有疏风散热、清利头目、疏肝行气的功效。其含有的薄荷醇等成分，有消炎抗菌、止痒镇痛等作用，可以缓解痛风患者的关节肿痛。

宜吃

防治痛风关键点：薄荷醇

防治痛风吃法

适宜： 薄荷可煮粥、煲汤，是食疗的佳品。薄荷与花茶搭配，能清热利尿，利于尿酸盐的溶解和排泄。

不适宜： 汗多表虚者忌食。

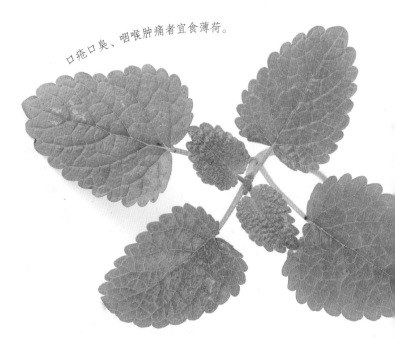

口疮口臭、咽喉肿痛者宜食薄荷。

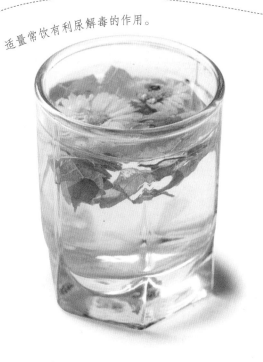

适量常饮有利尿解毒的作用。

薄荷菊花茶

原料： 薄荷叶5片，菊花2朵。

做法： 将薄荷叶与菊花一起用开水冲泡，加盖闷15分钟即可。

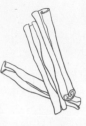

陈皮

陈皮有理气健脾、燥湿化痰的功效，含有挥发油、B族维生素等成分，有促进消化、排除肠管内积气、增加食欲等作用，也有利于尿酸盐溶解和排泄。

宜吃

防治痛风关键点：挥发油、B族维生素

防治痛风吃法

适宜：陈皮可煮粥、泡茶、做汤或入菜作调味料，可顺气健胃，降低尿酸，还有祛除体内湿气的作用。

不适宜：陈皮不宜与生冷食物同食，因生冷食物性寒，易生湿气，与陈皮辛温之性相反，同时食用可能会影响效果。

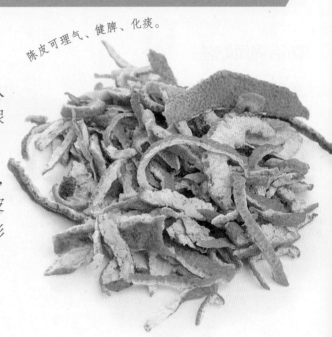

陈皮可理气、健脾、化痰。

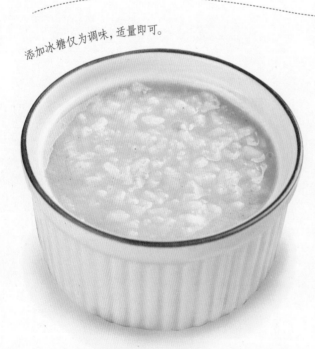

添加冰糖仅为调味，适量即可。

木瓜陈皮粥

原料：陈皮、木瓜、丝瓜络、川贝母各5克，大米50克，冰糖适量。

做法：川贝母切碎，陈皮、木瓜、丝瓜络洗净后入锅水煎，去渣，加入大米、川贝母碎煮成粥，调入冰糖即可。

牛蒡子

　　牛蒡子可疏风散热、祛痰止咳、清热解毒，且含有多种维生素，有助于降低人体内胆固醇和血糖水平，可用于防治痛风并发高脂血症。

防治痛风关键点：维生素

防治痛风吃法

适宜：牛蒡子可入菜、煮粥、做汤，有利于缓解痛风导致的骨关节炎的症状。

不适宜：牛蒡子有滑肠作用，气虚便溏的痛风患者慎用。

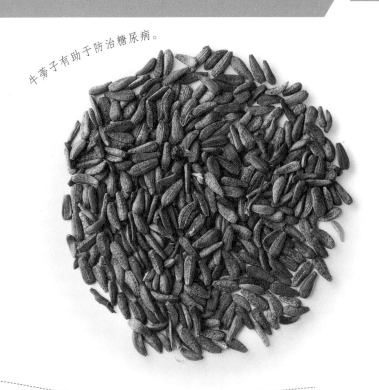

牛蒡子有助于防治糖尿病。

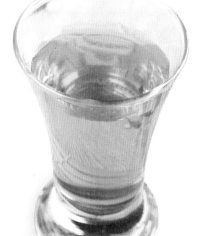

牛蒡子可解毒消肿，有利于缓解痛风症状。

牛蒡子连翘茶

原料：牛蒡子、连翘各 3 克，荆芥 5 克。

做法：牛蒡子、连翘、荆芥装入纱布袋内，加适量水，煎煮取汁即可饮用。

冬瓜皮

冬瓜皮可利尿消肿、清热解暑。其含有多酚、膳食纤维等成分，有利尿功效。夏末秋初是食用冬瓜的好时节，可挑选表面有白霜的冬瓜，削皮，晒干备用。

宜吃

> 防治痛风关键点：膳食纤维

防治痛风吃法

适宜：冬瓜皮可做汤、入菜、煮粥，对痛风合并糖尿病有很好的防治效果。

不适宜：因营养不良而致虚肿者慎用。

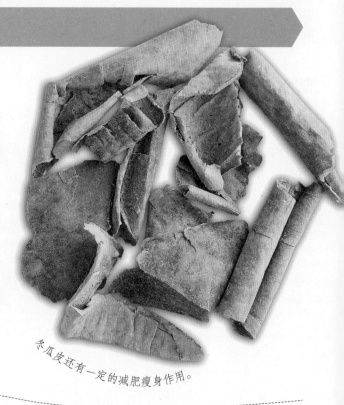

冬瓜皮还有一定的减肥瘦身作用。

此茶饮有消肿利尿的效果，痛风患者可适量饮用。

瓜皮茅根饮

原料：冬瓜皮、西瓜皮各 15 克，白茅根 10 克，玉米须 3 克，红小豆 20 克。

做法：以上材料洗净水煎，去渣取汁即可。

白术

　　白术健脾益气，燥湿利水，所含的多糖、多种氨基酸等成分，有明显且持久的利尿功效，有利于尿酸盐的排泄，还有助于降低体内血糖水平。

宜吃

防治痛风关键点：多糖、氨基酸

防治痛风吃法

适宜：白术多入药膳或煮粥食用，尤其适合痛风并发糖尿病患者和气虚体质的人群。

不适宜：阴虚燥渴、气滞胀闷的痛风患者忌服。

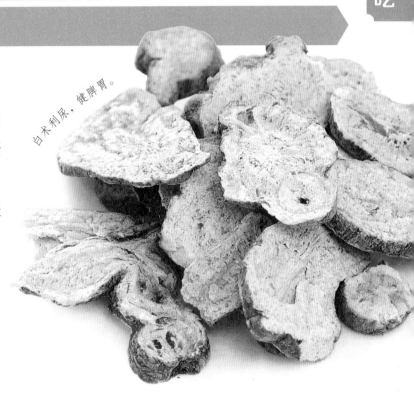

白术利尿，健脾胃。

鲫鱼用开水汆过后可降低其嘌呤含量。

白术鲫鱼粥

原料：白术5克，鲫鱼肉20克，大米60克，盐适量。

做法：白术洗净，煎汁备用。鲫鱼肉用开水汆烫后与大米一起加水煮粥，待粥快熟时调入白术药汁和匀，再煮至粥熟，加少量盐调味即可。

玉米须

玉米须有利尿消肿、利湿退黄的功效。它含有黄酮类物质，具有抗氧化作用，有助于减少尿酸盐的生成；也有助于降血压、降血糖、利尿。

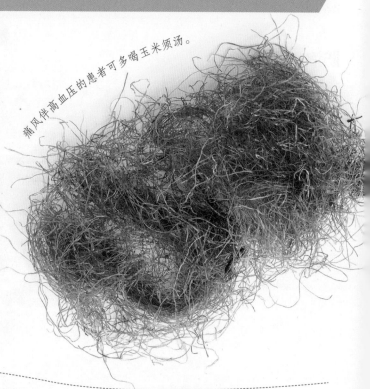

痛风伴高血压的患者可多喝玉米须汤。

宜吃

防治痛风关键点：黄酮类物质

防治痛风吃法

适宜： 玉米须做汤饮，可用于辅助治疗痛风并发肾炎水肿、肝炎、高血压等症。

不适宜： 阴虚火旺的痛风患者慎用。有尿急、尿频症状的痛风患者慎用。

此汁有利尿作用，有助于降低体内尿酸浓度。

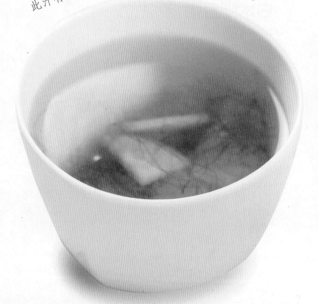

玉米须荸荠汁

原料： 玉米须3克，荸荠片5片。

做法： 将玉米须、荸荠片放入杯中，加开水冲泡，加盖闷15分钟即可。

杜仲

　　杜仲所含的木脂素、黄酮类物质具有抗氧化作用，能保护细胞从而减少尿酸盐的生成，还能保护心脑血管。另外，杜仲所含的维生素E和微量元素，有助于降低血清胆固醇，调节痛风患者的血脂水平。

宜吃

防治痛风关键点：黄酮类物质

防治痛风吃法

适宜：杜仲煮粥食用，有利尿消炎、温补肾阳的作用，有利于缓解痛风患者关节炎红肿疼痛的症状。

不适宜：杜仲属温补药材，阳虚火旺的痛风患者慎用。

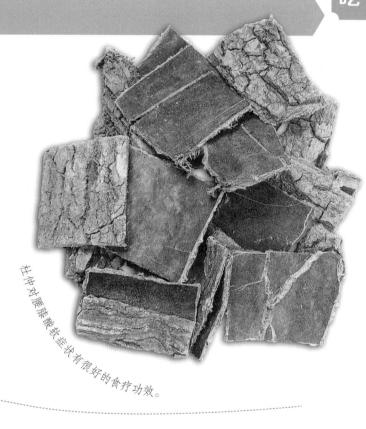

杜仲对腰膝酸软症状有很好的食疗功效。

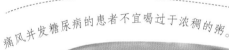

痛风并发糖尿病的患者不宜喝过于浓稠的粥。

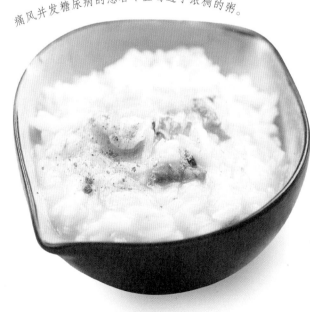

党参杜仲粥

原料：党参、杜仲各5克，鸡肉20克，大米100克，盐适量。

做法：鸡肉洗净，切小块，放入开水锅中汆烫后盛出，备用；大米淘净。锅中加水，放入大米、鸡肉块、党参、杜仲，大火煮开，转小火煮至米熟烂，起锅前加盐调味即可。

五加皮

五加皮有祛风湿、强筋骨、利尿、通经活络的功效。五加皮中主要含有棕榈酸、鞣质等成分，具有抗疲劳、增强机体抗病能力等作用。

宜吃

防治痛风关键点：棕榈酸

防治痛风吃法

适宜：五加皮常入药膳，可煮粥或煎水服用，有强筋壮骨、利水消肿的作用。

不适宜：阴虚火旺、尿频的痛风患者不宜食用五加皮。

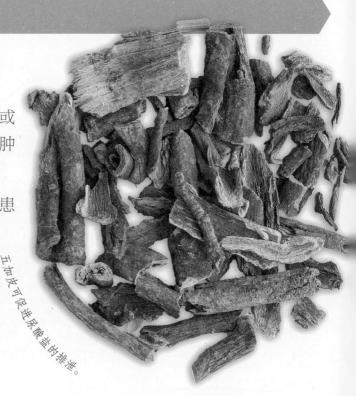

五加皮可促进尿酸盐的排泄。

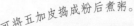

也可将五加皮捣成粉后煮粥。

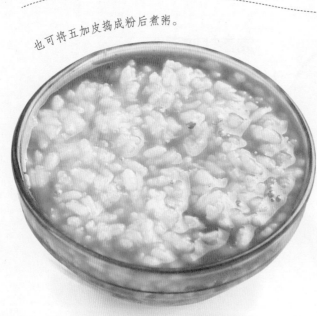

五加皮粥

原料：五加皮 5 克，大米 100 克。

做法：五加皮洗净，加适量清水泡透后捞出，放锅中煎煮取汁。将大米与五加皮汁同煮成粥即可。

熟地黄

　　熟地黄含有的谷固醇、甘露醇等成分，有一定降血压、调节血脂的作用。俗语说"补肾莫忘熟地黄"，熟地黄可滋阴补血、益精填髓，对有气血亏虚、肢体倦怠症状的痛风患者有滋补功效。

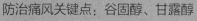

防治痛风关键点：谷固醇、甘露醇

宜吃

防治痛风吃法

适宜： 熟地黄可煮粥食用，有补血滋阴、益精填髓的功效。

不适宜： 气滞多痰、腹部胀痛、大便溏泻的痛风患者不宜服用。

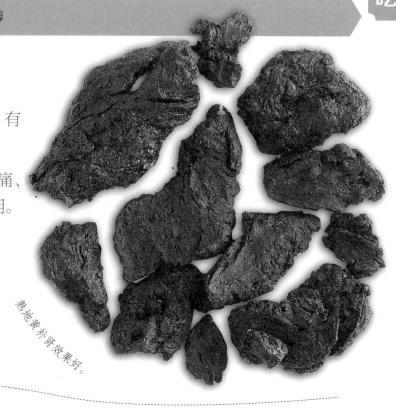

熟地黄补肾效果好。

每次食用此粥的量不宜过多。

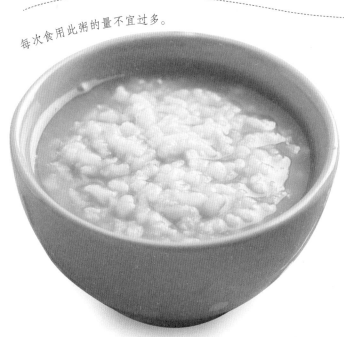

地黄首乌粥

原料： 熟地黄、何首乌各 5 克，大米 60 克。

做法： 熟地黄、何首乌入砂锅，加适量水煎取浓药汁，大米与药汁同煮为粥即可。

白茅根

白茅根可清热生津、凉血止血，有利尿功效，有利于尿酸盐的溶解和排泄，从而缓解痛风症状。白茅根含多糖、三萜类化合物、有机酸等成分，还能缓解热病烦渴、肺热咳嗽等症状。

宜吃

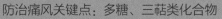

防治痛风关键点：多糖、三萜类化合物

防治痛风吃法

适宜： 白茅根常入药膳或煎水服用，具有清热解毒、利尿止血的功效。

不适宜： 脾胃虚寒、小便多而不渴的痛风患者禁服。

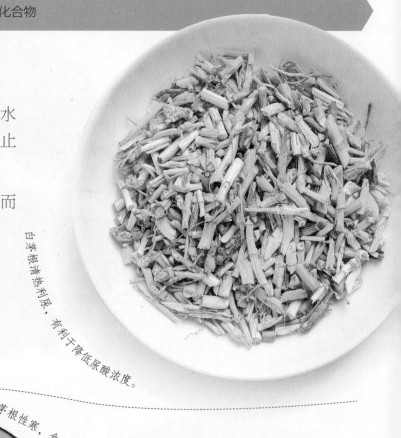

白茅根清热利尿，有利于降低尿酸浓度。

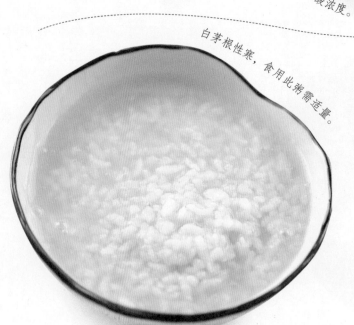

白茅根性寒，食用此粥需适量。

白茅根粥

原料： 白茅根 200 克，大米 30 克。

做法： 白茅根装入纱布袋，放入锅中，加水煎煮取药汁。药汁与大米同煮成粥即可。

车前草

车前草可清热利湿、止泻明目、祛痰止咳。其主要成分有熊果酸及多种维生素，不仅有利尿功效，还有助于降低人体内血尿酸值。

防治痛风关键点：熊果酸、维生素

防治痛风吃法

适宜：车前草可煎水代茶饮。有利尿功效，有助于促进尿酸排泄。

不适宜：内伤劳倦、阳气下陷、肾虚精滑的痛风患者慎服。

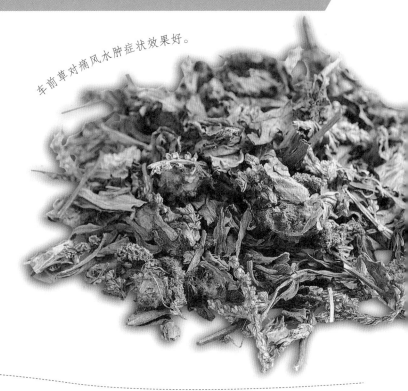

车前草对痛风水肿症状效果好。

痛风患者可适量代茶饮用。

车前草饮

原料：车前草 5 克。

做法：车前草洗净，放入杯中，加开水冲泡，加盖闷 15 分钟即可。

威灵仙

威灵仙可祛风湿、通经络，可用于辅助治疗泌尿系统结石、类风湿关节炎，有助于缓解痛风性关节炎带来的不适。威灵仙含有的固醇等成分，还有利于降血压、降血糖。

宜吃

防治痛风关键点：固醇

防治痛风吃法

适宜： 威灵仙可煎水取汁服用，或碾成粉入粥、菜食用，有通经络的作用，常用于风湿痹痛、肢体麻木、屈伸不利，对于痛风性关节炎有缓解作用。

不适宜： 气虚血弱的痛风患者忌服。

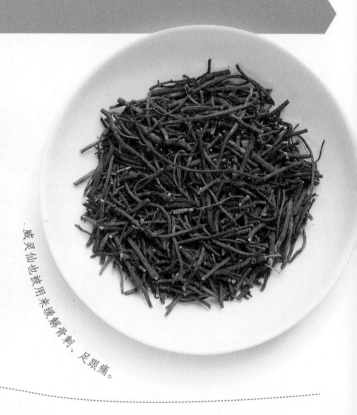

威灵仙也被用来缓解骨刺、足跟痛。

此汤可祛风除湿、通络止痛，缓解关节痛。

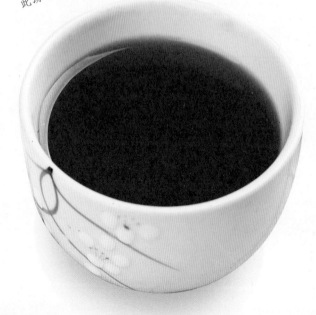

威灵仙五加汤

原料： 威灵仙、五加皮各 20 克，大血藤 30 克，木瓜 25 克。

做法： 将所有材料洗净，入砂锅加水炖煮 2 小时，去渣取汤即可。

泽泻

泽泻有渗湿热、行痰饮、止呕吐、止泻痢的功效。其含有的挥发油、生物碱、胆碱等成分能提高尿酸的排泄量，降低胆固醇水平，从而起到降血脂的作用。

防治痛风关键点：挥发油、生物碱、胆碱

防治痛风吃法

适宜：泽泻可煎水代茶饮，有利水消肿的功效，可促进尿酸排泄，常作为痛风性关节炎消肿、止痛的配方中草药。

不适宜：泽泻善泻热泄水，肾虚精滑的痛风患者忌用。

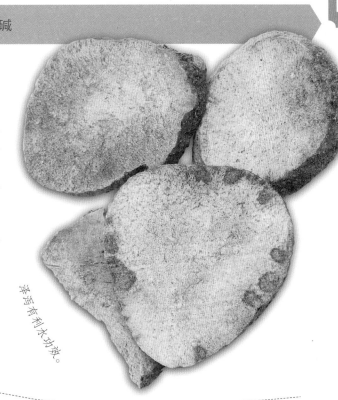

泽泻有利水功效。

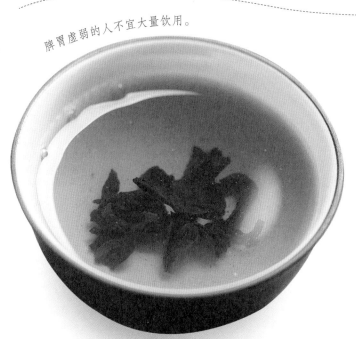

脾胃虚弱的人不宜大量饮用。

泽泻乌龙茶

原料：泽泻15克，乌龙茶3克。

做法：泽泻加适量水煮沸20分钟，去渣取汁；用泽泻汁冲泡乌龙茶饮用。

人参

人参大补元气，含有人参皂苷、挥发油等，有助于抗衰老，可兴奋神经中枢，提高性腺功能，保肝护肝，降血糖，增强抗病能力。

防治痛风关键点：人参皂苷、挥发油

防治痛风吃法

适宜： 人参汤可以补脾益肺、生津止渴、安神益智，尤其适宜气血不足、气短、贫血的痛风患者服用。

不适宜： 伴有高血压的痛风患者要慎用。

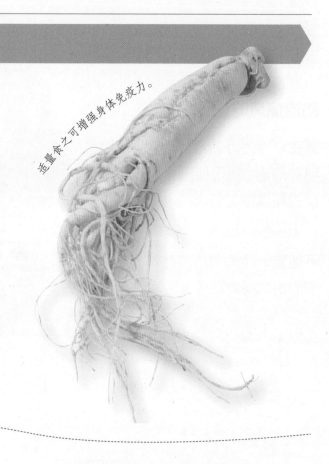

适量食之可增强身体免疫力。

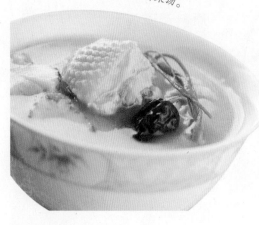

痛风患者注意不宜喝菜汤。

人参炖鸡

原料： 母鸡1只，人参须3克，红枣、姜片、料酒、盐各适量。

做法： 母鸡去内脏，洗净，斩块，在开水中余烫去腥味；红枣洗净；人参须洗净。将鸡块、红枣、姜片、人参须一同放入砂锅，加适量水和料酒，大火煮开后改小火炖煮。鸡肉烂熟时加盐调味即可。

金银花

　　金银花含有的黄酮类化合物、挥发油等成分，有助于减少体内自由基，减少尿酸盐的生成，并有很好的抗菌、解暑、降血压的功效，可用于瘀热内阻之痛风。

宜吃

防治痛风关键点：黄酮类化合物、挥发油

防治痛风吃法

适宜：金银花宜夏季或有热病时泡茶饮用。与莲子一起泡茶喝具有清心安神、解暑热、助消化的功效。

不适宜：金银花性寒，脾胃虚寒的痛风患者慎服。

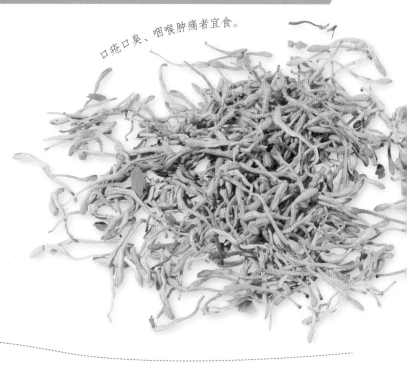

口疮口臭、咽喉肿痛者宜食。

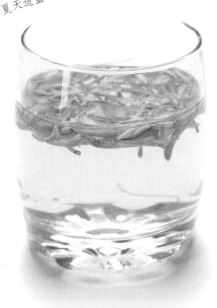

夏天适量喝金银花甘草茶可解暑。

金银花甘草茶

原料：金银花5克，甘草3克。

做法：金银花、甘草冲洗干净后，放入杯中，用开水冲泡闷15分钟即可饮用。

艾叶

　　将1两艾叶分成5等份，每次取1份艾叶用纱布包好放入装满水的锅里烧开，先熏脚，然后再泡脚，水温40~50℃的时候把双脚全部放入水中浸泡。

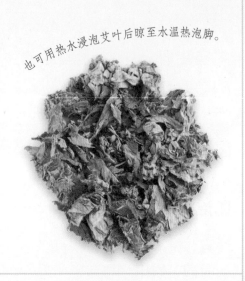

也可用热水浸泡艾叶后晾至水温热泡脚。

💡 特别注意

切记水面一定要没过脚踝部，长期坚持有助于促进局部的血液循环，有利于尿酸盐排泄。

伸筋草

伸筋草有祛风寒、舒筋活血的功效。

　　取伸筋草、透骨草、鸡血藤各30克，水煮去渣后，倒入足浴盆内，泡脚。每剂可反复使用2~3次，有助于缓解痛风患者的关节疼痛。

💡 特别注意

水量以没过双脚的踝部为宜，水温以40~50℃暖和舒适为宜，浸泡时间不可太短，以20~30分钟为好。

桂枝

　　将50~70克桂枝放入桶中，加沸水冲泡。待水温降至40~50℃时，将手、足、关节等疼痛部位浸于水中，水温降低时续加热水。

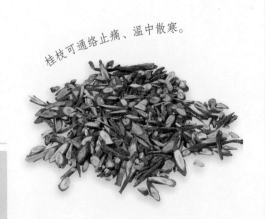

桂枝可通络止痛、温中散寒。

💡 特别注意

痛风并发高血压、心脏病、糖尿病患者，每次浸泡30分钟左右为宜。

---

①：中药泡脚在痛风急性发作期禁用，缓解期泡脚宜辨症选用中药。水温不宜过热，以能耐受为度。

防风

热水中加 50 克食盐，50~70 克防风。泡脚时，先熏脚，待水温下降至 40~50℃时再将双脚浸泡在水中，并互相搓擦。水凉时可续加热水，泡至全身微微出汗为宜。

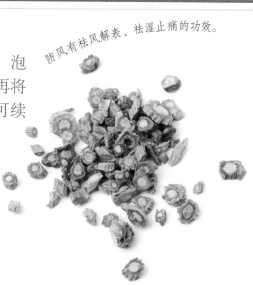

防风有祛风解表、祛湿止痛的功效。

💡 特别注意

泡脚之后要及时擦干双脚，坚持每天泡脚1次，每次20~30分钟。

腐烂变质的生姜不宜使用。

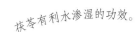

生姜

可取生姜 1 块，用刀拍扁，和红花、大黄、黄芩一起用纱布包好，放在水里烧开，加 1 勺盐。先熏脚再泡脚，对缓解痛风有帮助。

🔶 特别注意

有痔疮的痛风患者不要使用生姜泡脚。伴有糖尿病的痛风患者注意泡脚时间不宜过长。

茯苓

取茯苓、冬瓜皮各 100 克，将以上两种药材水煮去渣，然后混入足浴盆内，浸泡双足 30~40 分钟至微微出汗即可。

茯苓有利水渗湿的功效。

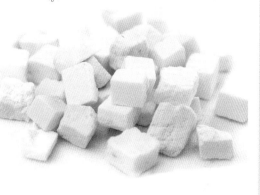

🔶 特别注意

肾虚多尿的痛风患者不宜长时间浸泡，以免加重病情。

白芷

　　取白芷、防风、大葱、川乌各 60 克，一起研碎，用黄酒调和均匀，冷敷痛患处。2~3 日后用红椒、艾叶煎汤熏洗然后再敷药。本膏剂主要功效是祛风、通痹、止痛。

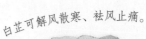
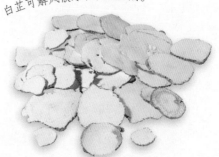

白芷可解风散寒、祛风止痛。

💡 特别注意

若皮肉疼痛难忍，可用清油擦一下。但患部如有破溃处，应停止敷患处。

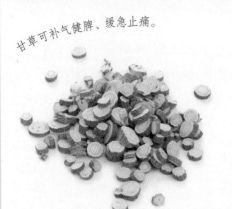

甘草可补气健脾、缓急止痛。

甘草

　　取葛根、甘草各 30 克。添加热水，混匀后先把脚放在热气上熏，待水温下降至40~50℃，再将双脚完全浸泡在水中互相搓擦，水凉时可续加热水，可泡至全身微微出汗。

💡 特别注意

煮一次药液可每天浸泡2~3次，每次20~30分钟，连续5~7天。煎煮过的中药可多次利用。

钩藤

　　钩藤、寻骨风、透骨草、鸡血藤各 30克，乳香、没药、血竭各 10 克，王不留行15 克，煎水泡脚 30 分钟，水温在以暖和舒适为宜。

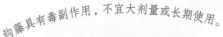
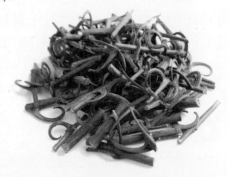

钩藤具有毒副作用，不宜大剂量或长期使用。

💡 特别注意

钩藤煎水时不要过久。睡觉前浸泡双足20~30分钟，泡至微微出汗为度，有助于睡眠。

黄柏

　　黄柏可清热燥湿、泻火解毒，是泡脚的常用中药材。取黄柏 20 克，桂枝、附片、伸筋草、苦参各 15 克，煎汤后去渣，混入热水中泡脚。

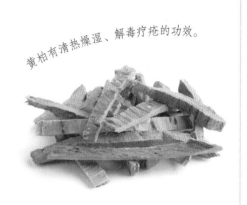

黄柏有清热燥湿、解毒疗疮的功效。

💡 特别注意

睡觉前浸泡20分钟左右，10天为1个疗程。泡脚后再配合按摩效果更佳。

当归

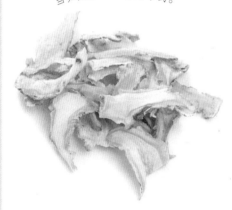

当归是活血的常用中药。

　　取当归、葛根、黄芩、酸枣仁各15克，黄芪20 克，红花、苏木、泽兰、生地黄、川椒各 10 克，细辛 6 克，然后加水 1000 毫升煎至 600 毫升，去渣后混入热水中泡脚。

💡 特别注意

因为当归有活血通络的功效，孕妇以及大便溏泄者不宜使用。痛风急性发作期不宜使用。

附子

　　取附子、乌头、当归、羌活、细辛、桂心、防风、白术、川椒、吴茱萸、猪脂各适量。将上述药物切碎，用醋浸泡一夜，次日放进猪油内，用文火煎熬，使药色变黄成膏。成膏以后，贴患处即可。

附子有小毒，不宜长期大剂量使用。

💡 特别注意

附子不宜与半夏、瓜蒌、天花粉、川贝母等中药同用。痛风急性发作期不宜使用。

第一章

第三章

第二章

第五章
经络穴位调治痛风

运用经络穴位治疗痛风，是中医学独具特色的自然疗法。其主要针对脾经和胃经进行调理，起健脾和胃、利湿作用，脾胃运化正常了，引起痛风的嘌呤代谢产物就会及时排出体外，不再累积于体内损害身体健康。中医常用的按摩、艾灸、刮痧等方法，长期坚持可使经络畅通，促使尿酸及时排泄，达到较好的治疗效果。

第七章

第四章

第六章

扫码看演示视频

按摩穴位——舒筋利节消肿痛

1 按揉肾俞穴 3~5 分钟

肾，肾脏；俞，输注。本穴是肾气转输于后背体表的部位。

将双手搓热，用掌心按揉肾俞穴 3~5 分钟，力度可适当加重，可缓解痛风肾患者的不适。

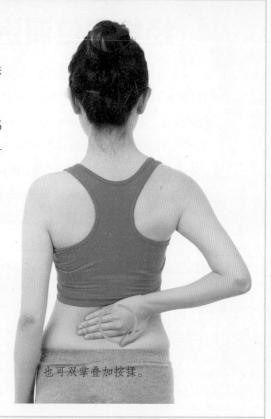

也可双掌叠加按揉。

> ⚕ **快速取穴**
>
> 肚脐水平线与脊柱相交椎体处，正中线旁开1.5寸①（2横指）处即是。

2 按揉地五会穴 3~5 分钟

地，土地；五，五个；会，会合。地在下，指足部。足部胆经穴有五，本穴居其中。

用拇指指腹按揉地五会穴 3~5 分钟，可缓解痛风患者下肢关节疼痛。

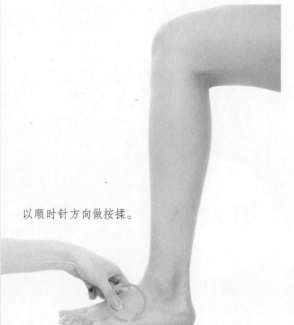

以顺时针方向做按揉。

> ⚕ **快速取穴**
>
> 坐位，小趾向上翘起，小趾长伸肌腱内侧缘处即是。

①：寸为"指寸"，即依照被取穴者本人手指的长度和宽度为标准来取穴。拇指指间关节的横向宽度为1寸；食指、中指、无名指、小指并拢，以中指关节横纹为标准，四指的宽度为3寸。

3 按压足三里穴 3~5 分钟

足，下肢；三，数词；里，古代有以里为寸之说。穴在下肢。

用拇指指端按压足三里穴 3~5 分钟，可缓解痛风患者关节肿胀不适感。

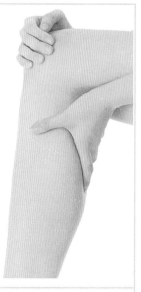

微用力按压。

🔍 快速取穴

站位弯腰，同侧手虎口围住髌骨上外缘，余四指向下，中指指尖处即是。

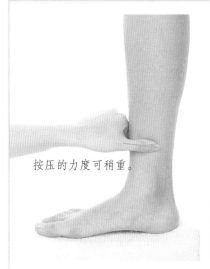

按压的力度可稍重。

4 按压三阴交穴 3~5 分钟

三阴，指足之三阴经而言；交，指交会与交接；本穴为足太阴、足少阴、足厥阴三条阴经气血物质之交会处。

用拇指指腹按压三阴交穴 3~5 分钟，可缓解痛风患者关节疼痛。

🔍 快速取穴

正坐或仰卧，胫骨内侧面后缘，内踝尖向上4横指处即是。

5 按揉关元穴 3~5 分钟

关，关藏；元，元气；本穴为关藏人身元气之处。

双手交叠，掌心置于关元穴，缓缓按揉 3~5 分钟。注意不可以过度用力。

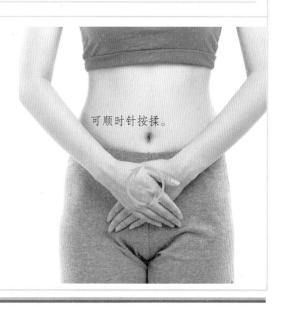

可顺时针按揉。

🔍 快速取穴

在下腹部，正中线上，肚脐中央向下4横指处即是。

艾灸穴位——温阳祛风除寒湿

扫码看演示视频

1 温和灸大椎穴 5~10 分钟

大，巨大；椎，椎骨。古称第一胸椎棘突为大椎，穴位在其上方，故名。

点燃艾条，对准大椎穴温和灸[①] 5~10 分钟，有助于缓解痛风患者关节肿胀。

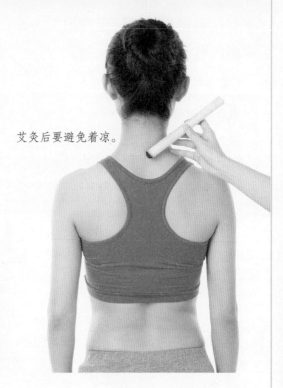

艾灸后要避免着凉。

快速取穴

低头，颈背交界椎骨高突处椎体，下缘凹陷处即是。

2 温和灸手三里穴 5~10 分钟

手，上肢；三，数词；里，古代有以里为寸之说。穴在上肢，因距手臂肘端三寸，故名手三里穴。

点燃艾条，对准手三里穴温和灸 5~10 分钟，有助于缓解痛风患者上肢关节疼痛。

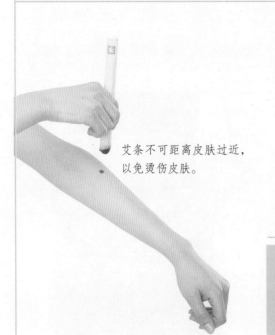

艾条不可距离皮肤过近，以免烫伤皮肤。

快速取穴

伸直前臂，曲肘侧腕，手三里穴位于前臂，手肘弯曲处向前3横指处。

①：温和灸时，艾条距离皮肤3~5厘米。

3 温和灸合谷穴 5~10分钟

合，结合；谷，山谷。穴在第1、2掌骨之间，局部呈山谷样凹陷，故名。

点燃艾条温和灸合谷穴 5~10分钟，可缓解痛风患者手部小指关节疼痛。

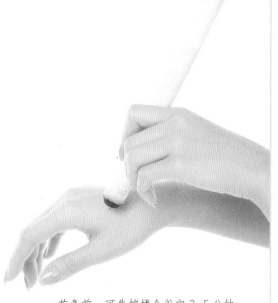

艾灸前，可先按揉合谷穴 3~5分钟。

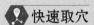

快速取穴

右手拇指、食指张开呈90°，左手拇指指间关节横纹压在右手虎口上，指尖点到处即是。

4 温和灸阳溪穴 5~10分钟

阳，指阳经；溪，山洼流水之沟。指本穴在手背桡侧两筋凹陷处。

点燃艾条，温和灸阳溪穴 5~10分钟，有助于缓解痛风患者手腕部关节肿胀、疼痛。

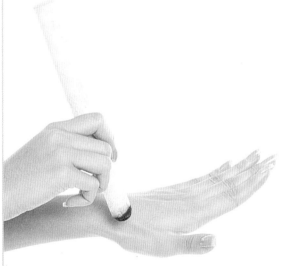

艾灸阳溪穴具有散风、平肝潜阳的功效。

快速取穴

手掌侧放，拇指伸直向上翘起，腕背桡侧有一凹陷处即是。

5 温和灸膻中穴 5~10 分钟

膻，袒露；中，中间。胸部袒露出的中间部位古称膻中，穴当其处，故名。

点燃艾条，对准膻中穴温和灸 5~10 分钟，有助于痛风患者血液循环，促进尿酸的排泄。

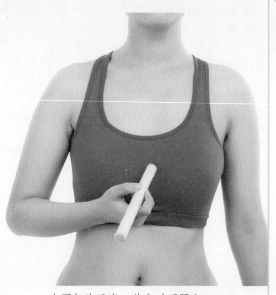

本图仅为示意，艾灸时不隔衣。

📍 快速取穴

仰卧位，两乳头连线中点，前正中线上即是。

6 温和灸复溜穴 5~10 分钟

复，同"伏"，深伏；溜，流动。穴居照海之上，在此指经气至"海"入而复出并继续溜注之意。

点燃艾条，对准复溜穴温和灸 5~10 分钟，有利于缓解痛风患者脚踝部关节的红肿疼痛。

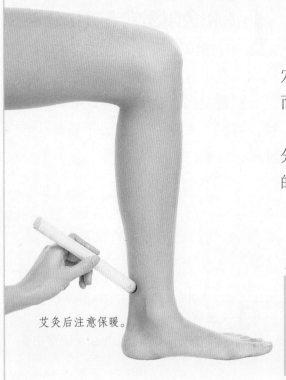

艾灸后注意保暖。

📍 快速取穴

取穴时，患者应正坐或者仰卧。复溜穴位于小腿里侧，脚踝内侧中央上2指宽处,胫骨与跟腱间。

7 温和灸太冲穴 5~10 分钟

太，大；冲，重要部位。穴在足背，脉气盛大，为肝经要穴。

点燃艾条，对准太冲穴温和灸 5~10 分钟，有利于缓解痛风患者小腿部关节疼痛。

快速取穴

在足背，沿第 1、2 趾间横纹向足背上推，可感有一凹陷处即是。

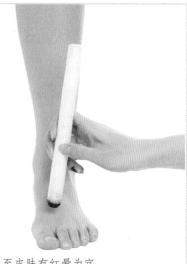

艾灸至皮肤有红晕为宜。

8 温和灸命门穴 10~15 分钟

肾为生命之源，命门穴在两侧肾俞穴之间，相当于肾气出入之门户。

点燃艾条，对准命门穴温和灸 10~15 分钟，可缓解痛风患者下肢关节肿痛。

快速取穴

肚脐水平线与后正中线交点，按压有凹陷处即是。

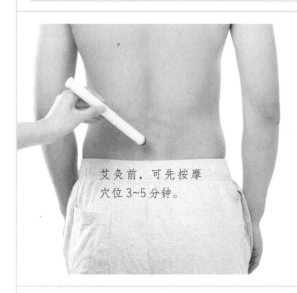

艾灸前，可先按摩穴位 3~5 分钟。

9 温和灸阳池穴 5~10 分钟

阳，阴阳之阳；池，池塘。经气至此如水入池塘。

点燃艾条，对准阳池穴温和灸 5~10 分钟，可通经活络，有助于缓解痛风患者局部关节红肿疼痛。

快速取穴

抬臂垂腕，背面，由第 4 掌骨向上推至腕关节横纹，可触及凹陷处即是。

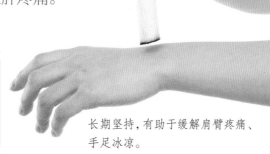

长期坚持，有助于缓解肩臂疼痛、手足冰凉。

10 艾盒灸心俞穴 5~10 分钟

心，心脏；俞，输注。本穴是心气转输于后背体表的部位。

艾盒灸心俞穴 5~10 分钟，有利于缓解痛风患者关节疼痛、屈伸不利。

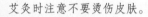

艾灸时注意不要烫伤皮肤。

🔖 快速取穴

肩胛骨下角水平连线与脊柱相交处，上推2个椎体，正中线旁开2横指处即是。

11 艾盒灸脾俞穴 5~10 分钟

脾，脾脏；俞，输注。本穴是脾气转输于后背体表的部位。

艾盒灸脾俞穴 5~10 分钟，有利于缓解痛风患者畏寒肢冷、腰膝酸软的症状。

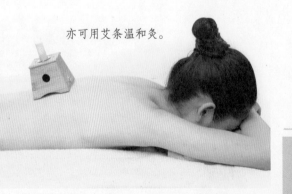

亦可用艾条温和灸。

🔖 快速取穴

肚脐水平线与脊柱相交椎体处，往上推3个椎体，正中线旁开2横指处即是。

12 隔盐灸神阙穴 5~10 分钟

神，神气；阙，宫门。穴在脐中。脐为胎儿气血运行之要道，如神气出入之宫门。

用纯净干燥的食盐填平脐窝，上置大艾炷施灸神阙穴 5~10 分钟，有利于缓解痛风患者关节肿胀。

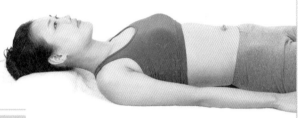

饭后不要立即施灸。

快速取穴

在下腹部，肚脐中央即是。

13 温和灸丰隆穴 5~10 分钟

丰，丰满；隆，隆盛。胃经谷气隆盛，至此处丰满溢出于大络。

点燃艾条，对准丰隆穴温和灸 5~10 分钟，可除寒利湿、通经活络，缓解痛风患者屈伸不利。

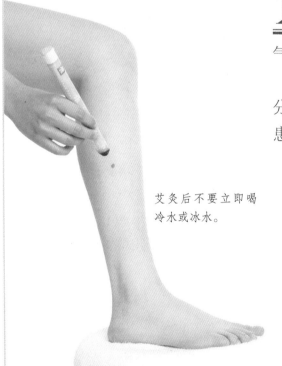

艾灸后不要立即喝冷水或冰水。

快速取穴

小腿前外侧，外踝尖上8寸，距胫骨前缘1.5寸处即是。

刮痧穴位——活血理气通经络

扫码看演示视频

1 刮拭三焦俞穴 30~60 下

三焦，三焦腑；俞，输注。本穴是三焦之气转输于后背体表的部位。

在皮肤上涂抹刮痧油，手持刮痧板，用刮痧板的双角从上向下刮拭三焦俞穴 30~60 下，以微微出痧为度，可改善局部血液循环，对缓解痛风有疗效。

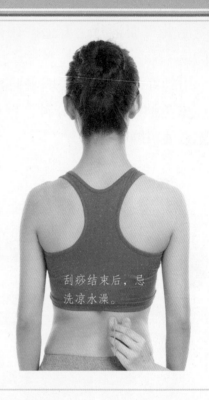

刮痧结束后，忌洗凉水澡。

快速取穴

肚脐水平线与脊柱相交椎体处，往上推1个椎体，正中线旁开2横指处即是。

2 刮拭肾俞穴 30~60 下

肾，肾脏；俞，输注。本穴是肾气转输于后背体表的部位。

在皮肤上涂抹刮痧油，手持刮痧板，用刮痧板的双角从上向下刮拭肾俞穴 30~60 下，可刺激经络，加速排尿酸，缓解痛风症状。

刮痧后可饮用一杯温开水。

快速取穴

肚脐水平线与脊柱相交椎体处，正中线旁开2横指处即是。

3 刮拭膈俞穴 30~60 下

膈，横膈；俞，输注。在皮肤上涂抹刮痧油，手持刮痧板，用双角刮法在膈俞穴刮拭30~60下。关节疼痛肿胀不灵活的时候，刮拭膈俞穴，有利于痛风患者散热活血、理气止痛。

🔖 快速取穴

肩胛骨下角水平连线与脊柱相交椎体处，正中线旁开2横指处即是。

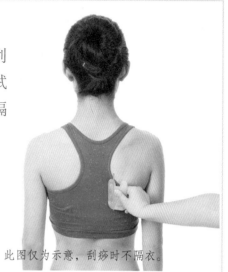

此图仅为示意，刮痧时不隔衣。

4 刮拭肺俞穴 30~60 下

肺俞，是肺气转输于后背体表的部位。在皮肤上涂抹刮痧油，用刮痧板一侧从上向下刮拭肺俞穴 30~60 下，可行血祛风，对缓解关节红肿有帮助。

刮拭肺俞穴有理气通络的功效。

🔖 快速取穴

低头屈颈，颈背交界处椎骨高突向下推3个椎体，下缘旁开2横指处即是。

5 刮拭内膝眼穴 30~60 下

内膝眼穴属经外奇穴下肢部穴。在皮肤上涂抹刮痧油，用刮痧板一角刮拭内膝眼穴 30~60 下，可以祛风除湿、舒筋利节，缓解下肢肿胀、疼痛。

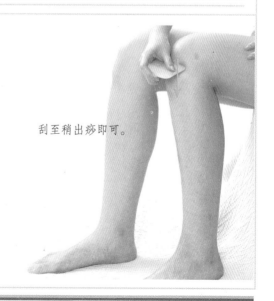

刮至稍出痧即可。

🔖 快速取穴

坐位，微伸膝关节，膝盖下内侧凹陷处即是。

6 刮拭肩髃穴 30~60 下

肩，肩部；髃，隔角。肩髃穴在肩角部。

在皮肤上涂抹刮痧油，用刮痧板一侧从上向下刮拭肩髃穴 30~60 下，每次以微微出痧为度，可用于缓解痛风患者上肢关节肿胀、疼痛。

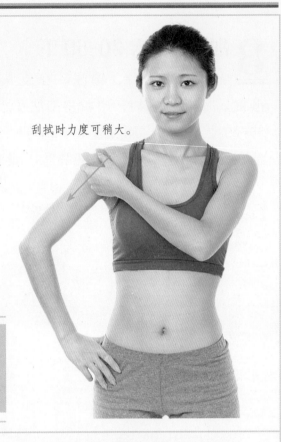

刮拭时力度可稍大。

> 🔍 **快速取穴**
>
> 屈肘外展，肩峰外侧缘前后端呈现两个凹陷，前一较深凹陷处即是。

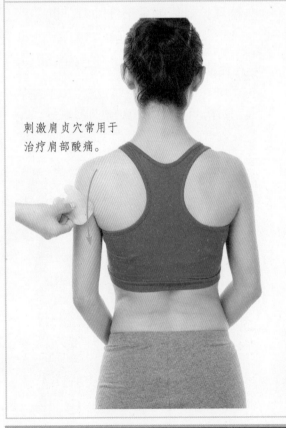

刺激肩贞穴常用于治疗肩部酸痛。

7 刮拭肩贞穴 30~60 下

肩，肩部，指穴所在之部位；贞，第一。此为小肠经入肩的第一穴。

在皮肤上涂抹刮痧油，用面刮法从上向下刮拭肩贞穴 30~60 下，以微微出痧为度，可用于缓解痛风患者上肢关节疼痛。

> 🔍 **快速取穴**
>
> 正坐垂臂，从腋后纹头向上1横指处即是。

8 刮拭曲池穴 30~60 下

曲，弯曲；池，水的围合之处，汇合之所。曲池穴在肘臂屈曲时肘横纹端凹陷处，经气至此，如水入池。

在皮肤上涂抹刮痧油，用刮痧板一侧从上向下刮拭曲池穴 30~60 下，可用于缓解痛风患者肘部关节疼痛。

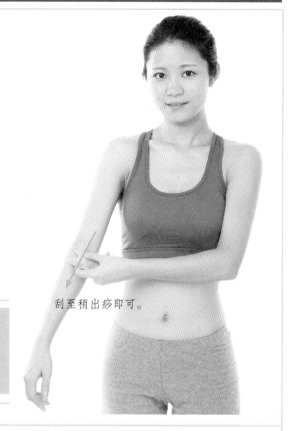

刮至稍出痧即可。

🔖 快速取穴

曲肘，肘横纹处，肱骨外上髁内缘凹陷处即是。

9 刮拭外关穴 30~60 下

外，内外之外；关，关隘。外关穴在前臂外侧要处，犹如关隘，故名。

在皮肤上涂抹刮痧油，用刮痧板一侧从上向下刮拭外关穴 30~60 下，可用于缓解因痛风导致的肘臂屈伸不利。

刮痧后注意保暖。

🔖 快速取穴

抬臂俯掌，掌腕背横纹中点直上 3 横指，前臂两骨之间的凹陷处即是。

10 刮拭中封穴 30~60 下

中封穴在两踝之间，如土堆之中，是保养肾精的要穴。中封穴是肝经的经穴，是肝经经气运行的部位。

在皮肤上涂抹刮痧油，用刮痧板一角按揉中封穴 30~60 下，可缓解痛风患者足内踝肿痛。

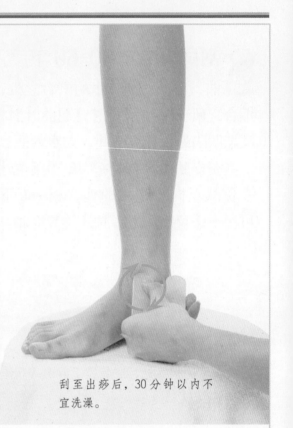

刮至出痧后，30 分钟以内不宜洗澡。

🏷 快速取穴

坐位，大脚趾上翘，足背内侧可见两条大筋，二者之间的凹陷处即是。

11 刮拭昆仑穴 30~60 下

昆仑，山名。外踝高突，比作昆仑，穴在其后。

在皮肤上涂抹刮痧油，用刮痧板一角按揉昆仑穴 3~5 分钟，可用于缓解痛风患者脚踝部关节红肿。

可以在刮痧前先按揉昆仑穴 1~3 分钟。

🏷 快速取穴

正坐垂足着地，外踝尖与跟腱之间凹陷处即是。

12 刮拭丘墟穴 30~60 下

丘，小土堆；墟，大土堆。本穴在外踝（如墟）与跟骨滑车突（如丘）之间。

在皮肤上涂抹刮痧油，用刮痧板一侧从外踝向脚尖方向刮拭丘墟穴 30~60 下，可用于缓解痛风患者脚踝部的疼痛症状。

🔍 快速取穴

脚掌背伸，足背可见明显趾长伸肌腱，其外侧、足外踝前下方凹陷处即是。

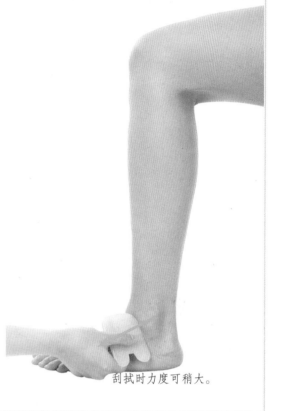

刮拭时力度可稍大。

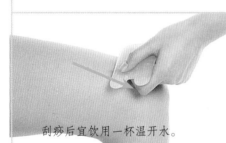

刮痧后宜饮用一杯温开水。

13 刮拭血海穴 30~60 下

血，气血的血；海，海洋。本穴善治各种血证，犹如聚溢之血重归于海。

在皮肤上涂抹刮痧油，用刮痧板一侧从上向下刮拭血海穴 30~60 下，可活血化瘀，有利于缓解痛风患者关节肿胀疼痛。

🔍 快速取穴

屈膝90°，手掌伏于膝盖骨上，拇指与其余四指成45°，拇指指尖处即是。

第二章

第一章

第三章

第六章
运动缓解痛风

有规律的运动不仅能增强体质，还有助于尿酸盐的排泄。运动应先从小运动量开始，逐渐增加运动量。本章介绍了适合痛风患者的运动和需要注意的运动事项，让痛风患者运动得更健康、更安心。

第四章

第五章

第七章

痛风患者的运动方式

痛风患者应常年坚持有规律的运动，运动不仅能够增强体质及抵抗力，而且对减缓关节疼痛、增强新陈代谢大有益处，有助于尿酸的排泄，防止关节挛缩及肌肉失用性萎缩。运动应先从小运动量开始，随着体力的增强，逐渐增加运动量，达到每周至少进行150分钟中等强度的有氧运动。痛风患者不可运动过度，或参加剧烈运动，否则会使体内乳酸含量增加，从而抑制肾脏排泄尿酸，易诱发急性痛风。

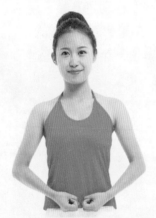

建议慢跑之后做肌肉拉伸。

慢跑

慢跑的时候精神要放松，鞋子要穿得宽松些。两手握拳，身体自然放松，抬头收腹挺胸，跑步时尽可能采取腹部深呼吸，吸气时将腹部鼓起，呼气时收腹，双臂自然摆动。每天跑步控制在 40 分钟以内为宜，每周 3~5 次。痛风患者应坚持循序渐进、持之以恒的运动原则，适时调整运动量的大小。

❖ 特别注意

伴有高血压的痛风患者宜选择在黄昏或者晚上慢跑。

饭后散步

古代即有"饱食勿便卧"，食后便卧会使饮食停滞，食后急行又会使血流于四肢，影响消化吸收功能。而食后缓缓活动，则有利于胃肠蠕动，促进消化。散步的同时进行有节奏的摆臂扩胸、捶打腰背、揉摩胸腹等动作，有利于疏通气血，降低血尿酸。

❖ 特别注意

饭后宜休息30分钟左右再开始慢走。

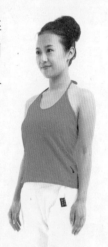

民间有"饭后百步走，活到九十九"之说。

骑自行车式运动

骑自行车式运动有益于提高心肺功能和消化功能，还能促进血液循环和新陈代谢。做时平躺在床上，两腿做蹬自行车动作，长期坚持，可以有效改善关节痛的问题，防止关节挛缩和肌肉萎缩。

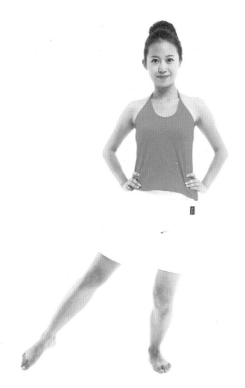
做广播体操时要避免肌肉拉伤。

做广播体操

广播体操难度较小，节奏也比较慢，适合痛风患者练习。广播体操分为 8 节，主要包括伸展运动、扩胸运动、踢腿运动、跳跃运动、整理运动等。每一节含 2~4 个八拍。常做广播体操能够促进血液畅通，改善新陈代谢，对痛风患者有益。

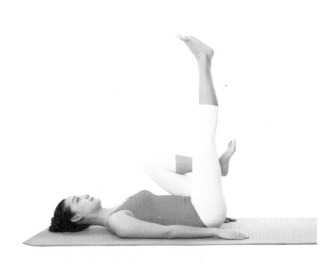
每天练习有助于增强心肺功能。

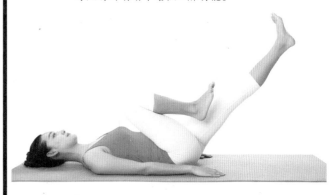

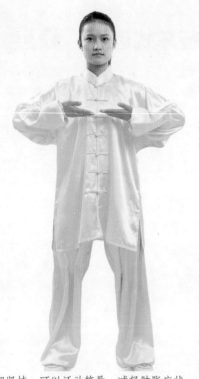

长期坚持，可以活动筋骨，减轻肿胀症状。

打太极拳

痛风患者在打太极拳时，要深长呼吸，自然和缓，心平气和，心无杂念。可选在环境幽静的树丛边、草坪、公园或广场上进行，打太极拳可以增强呼吸功能，改善血液循环，保持情绪稳定，每天坚持 1 小时的锻炼，有利于控制疾病，防止复发。

🔯 特别注意

打太极拳时，要特别注意运用腰脊带动四肢进行活动，四肢要转动自如，避免摇摆。

做瑜伽

瑜伽可以使关节得到很好的锻炼，通过练习瑜伽来进行痛风调养，主要是通过转动各处关节，使其柔软和具有弹性，减少骨与骨之间的摩擦，而且长期坚持还有助于减少痛风及痛风性关节炎的发作。瑜伽的作用就是活动关节，从而在一定程度上减轻痛风带来的关节伤害。

🔯 特别注意

瑜伽中有很多高难度动作。但是并不是所有人都适合完成这样的高难度动作，根据自己的能力尽力即可。

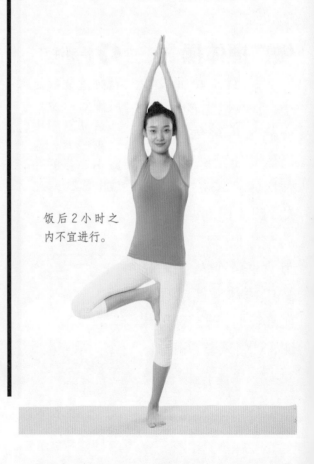

饭后 2 小时之内不宜进行。

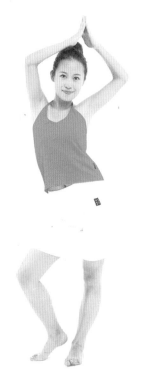

跳舞有助于调节情志,使人心情舒畅。

跳舞

痛风患者可以选择节奏相对较慢的舞蹈。跳之前应先把腿、腰、胯等关节进行拉伸,以免肌肉拉伤。跳舞不能操之过急,一般跳舞的时间控制在30分钟左右为宜,跳完休息10分钟,休息期间还可以轻轻拍打腿部肌肉,放松筋骨。

💎 特别注意

痛风患者适宜选择轻松的交际舞,避免激烈的街舞和迪斯科等节奏性强、高强度的舞蹈动作。

打乒乓球

打乒乓球前宜先活动下踝关节和膝关节,这样能使肌肉活动开。一般来说,痛风患者在打1小时乒乓球后,应该休息15分钟。为了避免受伤,应科学地增加运动量,一次运动时间不宜过长,否则很容易造成肌肉损伤。练习结束后,将两臂向上,向对侧拉伸,并做些扩胸运动等进行调整。

💡 特别注意

击球时,手臂放松,有用腰转动打球的感觉,要主动去击打球,同时腰部要放松,身体重心也要低。

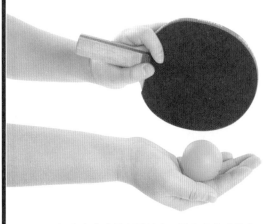

打乒乓球时间不要过长,要注意劳逸结合。

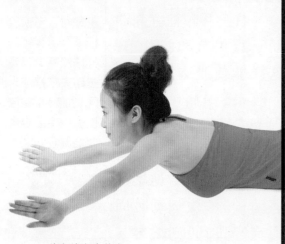

游泳前应先热身。

游泳

游泳是一项全身运动，由于水有浮力，减少了在地面运动时对骨骼的冲击力，对于患痛风的人尤其适合。游泳时，由于水的阻力和导热性比空气大，所以消耗的热量比地面运动多。经常游泳，不仅可以提高肺活量，增强肌肉力量，还可以塑形和减肥。

💡 特别注意

饱食或饥饿时，不要游泳。饭前游泳易感到体力不支，可能会虚脱，特别是低血糖患者更不宜饭前游泳。饭后立即游泳，容易造成呕吐，所以宜在饭后60分钟再去游泳。

练习站桩功

站桩是太极拳等拳法的基本功，也是强身健体的重要方法。练习站桩功时，腿的弯度可根据自己的承受力来掌握，练习时间一般从15分钟开始逐渐增加。练习时重心要逐渐放低，上身要挺直，头部尽量放松。通过站桩功的锻炼，可以疏通经络、行气活血，人体气血通畅便可缓解痛风症状。

💡 特别注意

屈膝时膝盖不过脚尖，脚部位的重心在脚心，这样才能站得稳。

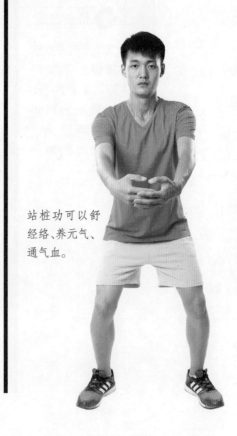

站桩功可以舒经络、养元气、通气血。

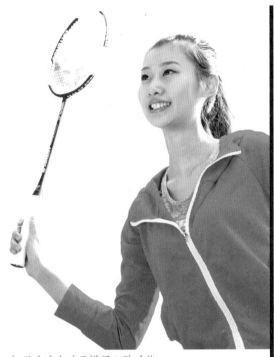

打羽毛球有助于增强心肺功能。

打羽毛球

打羽毛球可增加上肢、下肢和腰部肌肉的力量，加快全身的血液循环，每天打 40~50 分钟的羽毛球，舒展关节，对强健身体很有帮助；而对老年痛风患者来说则需减少运动量，运动时间以 20~30 分钟为宜。长期坚持有助于防治痛风的反复发作。

🔆 特别注意

打球时，要控制好运动强度、运动量和时间。尽量确定每周固定的练习次数，并持之以恒。

爬楼梯

爬楼梯时速度要慢，一般以不感到吃力为原则。每爬 1~2 层楼梯后，歇一会儿，然后再继续爬，锻炼时间控制在 15~20 分钟为宜。上下楼梯时，宜穿运动鞋或是软底鞋。爬楼梯时是全身都在活动，可增强肌肉活动能力，对痛风患者非常有益。不方便去爬楼梯时，也可以左右腿交替踩凳子，有同样的运动功效。

🔆 特别注意

爬楼梯并不适合所有人，比如患有关节疾病的人，爬楼梯可能会造成腿部关节受伤。另外，爬完楼梯后需进行腿部肌肉放松活动。

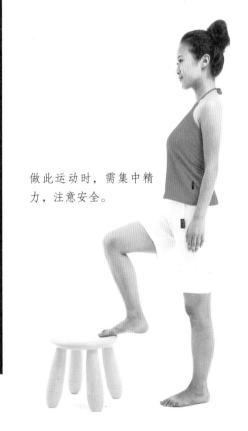

做此运动时，需集中精力，注意安全。

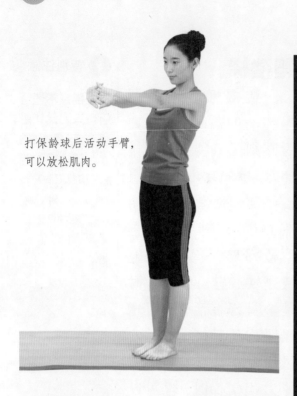

打保龄球后活动手臂，可以放松肌肉。

抖动运动

双脚打开与肩同宽，两手心向上提起高于肩，脚跟踮起离地。然后，全身放松，两臂向外平伸，两手心朝下，两手腕轻轻向下甩动，两脚跟迅速落地，如此反复。痛风患者坚持做此动作有助于舒筋活血、促进血液循环，改善肌肉、关节酸痛的症状。

💡 特别注意

做抖动运动前应做必要的热身活动，先做3次深呼吸，尽可能地放松全身，特别要放松小腹部。血压偏高或者患心脏疾病的人群应谨慎活动。如果身体不适，也尽量不要抖动。

打保龄球

打保龄球是一项集娱乐和锻炼为一体的健身运动，掷球姿势以舒适、放松为原则，要求参加者全神贯注，肌肉协调。经常参加保龄球运动，既对痛风患者手腕、手臂的肌肉有很好的锻炼，又因滚球时上部和身体前倾而使下肢及腰背肌肉得到锻炼。

💡 特别注意

对于痛风患者来说，打保龄球的时间不宜过长。每次打1~2小时，达到锻炼身体的目的即可。

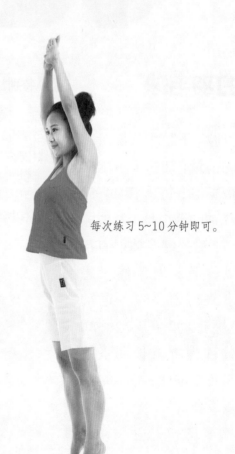

每次练习5~10分钟即可。

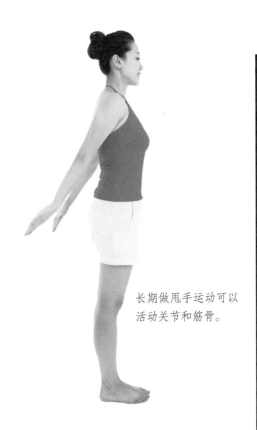

长期做甩手运动可以活动关节和筋骨。

摆腿

取一把椅子，并站在椅子旁边，身体左侧对准椅子，左手扶椅子背部，前后摆动右腿，尽量每次都摆动到最大幅度为宜，然后右腿向外伸展、内收摆动数下，左右腿交替进行。每次活动5~10分钟为宜，长期坚持有助于促进尿酸的排泄。

特别注意

做摆腿运动时注意身旁物品，避免碰伤。

甩手

眼睛向前，自然站立，两脚相隔与肩同宽，胳膊伸直自然下垂，然后来回前后甩动。向前甩，脚尖着地；向后甩，脚跟顿地，如此反复甩手。每分钟60次左右，长期坚持，对防治痛风反复发作很有益处。

特别注意

甩手时力度要轻，速度不要太快。

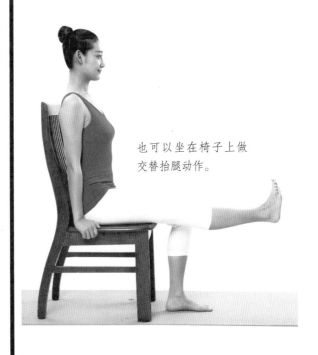

也可以坐在椅子上做交替抬腿动作。

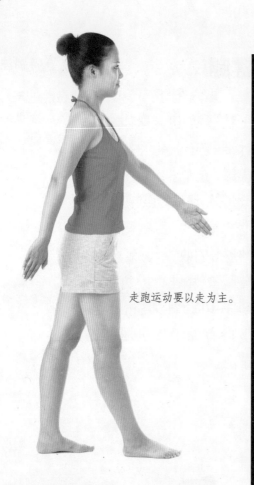

走跑运动要以走为主。

练八段锦

八段锦为我国传统的健身项目，动作灵活连贯，简单易学。每天练习八段锦的时间可在饭前 1 小时或是饭后 1 小时，一般在早 7 点练习效果会更好。早晚各练习 2 遍，有助于加强血液循环，对痛风患者有很好的辅助治疗作用。

◆ 特别注意

练习八段锦时要注意动作和呼吸的配合。

走跑交替运动

走跑运动是走与跑的结合，包括 10 分钟慢走的热身与 5 分钟的抻拉，再走跑交替进行 35 分钟，最后 10 分钟放松与再次抻拉，一共运动 1 小时。长期坚持走跑运动，有助于改善机体血液循环，增加尿酸排泄，减轻痛风患者的不适。

◆ 特别注意

注意走跑过程是从走向跑过渡的，千万不要把走跑运动变成冲刺，它只是比快走稍快一点儿而已。

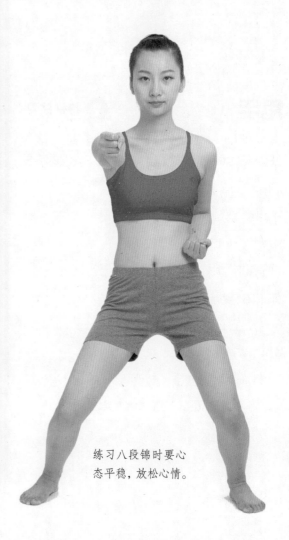

练习八段锦时要心态平稳，放松心情。

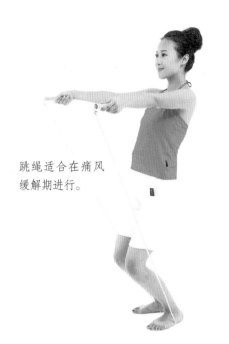

跳绳适合在痛风缓解期进行。

跳绳

跳绳只适合于痛风缓解期，而且要注意频率和强度。跳绳是一项比较剧烈的运动，练习前一定要做好身体各部位的准备运动。

跳绳要选择地面平坦、空间开阔、灰尘较少的场地，双手握紧绳子的两端，向前甩动绳子，同时双脚往上起跳，离开地面，让绳子从脚下经过。每次跳完30下后可稍微休息一会儿，然后再进行。

◆ 特别注意

跳绳者应穿质地轻软的高帮鞋，避免脚踝受伤；最好选择软硬适中的运动场地，切莫在硬性水泥地上跳绳，以免损伤关节。

做痛风关节操

痛风患者平时可以尝试做痛风关节操。方法为：①腕关节操。双掌十指交叉握拳，顺时针转动10圈，再逆时针转动10圈。②踝关节操。踝关节屈曲、伸展及两侧旋转。③膝髋关节操。下蹲与向前抬腿。每个动作重复10~15次。长期坚持有助于舒筋活血、通利关节，改善痛风引起的关节肿胀、疼痛。

◆ 特别注意

做痛风关节操的力度以自己耐受为度。

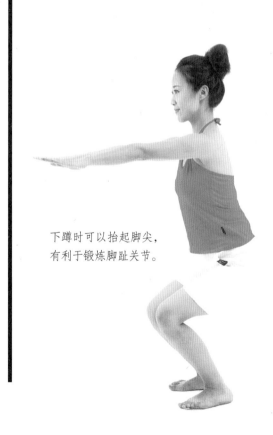

下蹲时可以抬起脚尖，有利于锻炼脚趾关节。

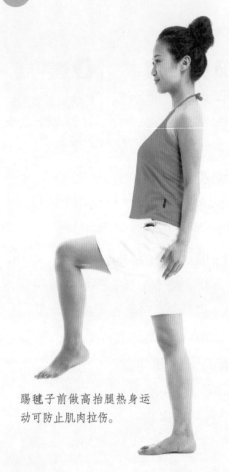

踢毽子前做高抬腿热身运动可防止肌肉拉伤。

快步走

平时养成快步走的习惯，可加快新陈代谢，防止动脉硬化，提高机体代谢效率，促进体内尿酸盐的排泄，改善痛风带来的不适。

快步行走的运动强度不亚于慢跑，关键在于锻炼时间的长短，一般行走的时间应不低于30分钟。快步走时，步子不要太大，停下时要慢慢停下来，让心跳逐渐恢复到平静状态。

💡 特别注意

对于关节疼痛的痛风患者来说，快步行走时，可以戴上护膝，减少膝关节的损伤。

踢毽子

踢毽子时，两眼要注视毽子，脚跃起在半空中踢毽子，注意脚落下时以前脚掌先着地，踢至出汗就可以停止，每次踢毽子的时间不宜超过20分钟。注意踢毽子之前要做热身运动，活动一下关节，以防在踢的过程中造成肌肉拉伤或关节损伤。

💡 特别注意

踢毽子时，起踢一瞬间的爆发力和扭腰带动的旋转力易磨损膝关节，久而久之便会造成退行性病变，所以老年痛风患者不宜长时间踢毽子。

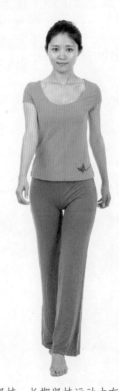

快步走贵在坚持，长期坚持运动才有成效。

痛风患者运动注意事项

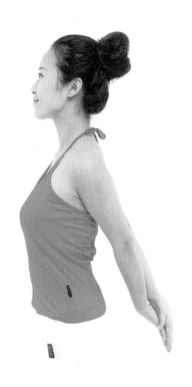

背着手走路不利于双臂调节身体平衡。

不要背着手走路

晨练时，有人喜欢背着手走路，其实这样做不能充分活动身体的各部位肌肉，也不利于身体的放松。如果路上有小石子，或者走在坑洼的路面上，背着手就容易摔倒受伤。建议痛风患者在晨练走路时，最好挺胸抬头，微微收腹，自然摆臂，这样做有利于健康。

不要退步走

不少人喜欢在晨练时选择退步走，但是在退步走的时候，特别容易在转颈时发生意外情况，所以建议痛风患者在晨练时尽量不要退步走，以免发生碰撞而引起痛风的发作。

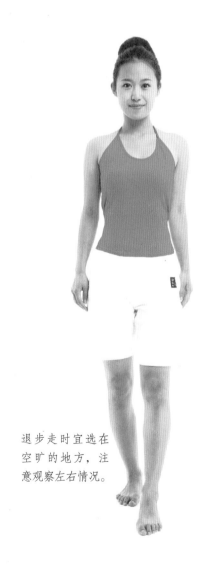

退步走时宜选在空旷的地方，注意观察左右情况。

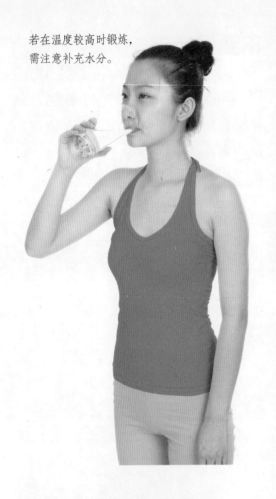

若在温度较高时锻炼，
需注意补充水分。

避免气温较高时锻炼

痛风患者不宜在高温天气下锻炼，否则心跳和血液循环加快，肺部的通气量会增加，人体内的水分和盐分流失得也快，使尿液减少，从而影响尿酸排泄，容易引起痛风发作。

冬天不宜室外锻炼

寒冷的冬天，温度相对比较低，由于室内外温差较大，年纪稍大的患者体温调节功能较差，受到寒冷刺激后，极易引发心脑血管疾病。而且在低温下锻炼，由于身体各部位关节比较僵硬，运动时极易受到损伤，对痛风患者来说是大忌。所以建议年龄较大的痛风患者在冬天不要在室外做长时间的锻炼。

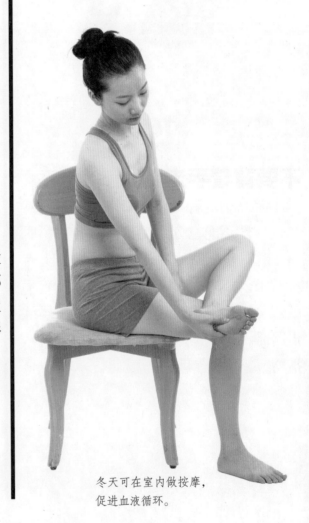

冬天可在室内做按摩，
促进血液循环。

不宜参加剧烈活动

　　马拉松、拳击等运动量大、时间长的剧烈运动会使痛风患者出汗增加，血容量、肾血流量减少，尿酸、肌酸等排泄减少，易出现高尿酸血症。另外，剧烈运动后体内乳酸增加，会抑制尿酸排泄，使血尿酸水平暂时升高。所以，痛风患者不适宜做剧烈运动。

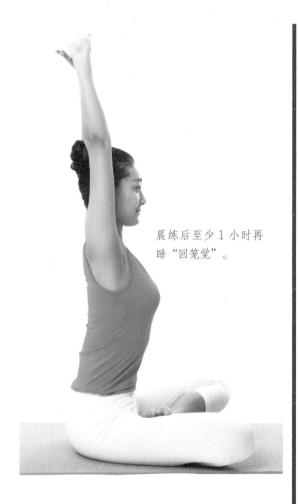

晨练后至少 1 小时再睡"回笼觉"。

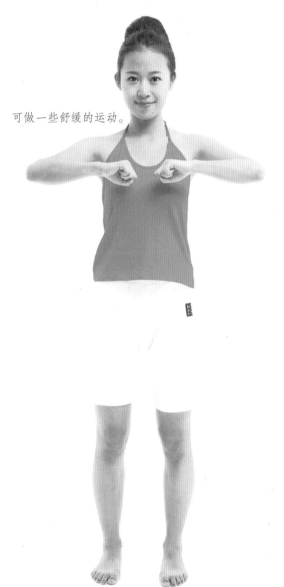

可做一些舒缓的运动。

晨练后不宜睡"回笼觉"

　　晨练过后，心跳和呼吸都会加快，肌肉也会因运动产生大量的乳酸。乳酸如果不消除的话，会抑制尿酸的排泄，从而可能会引起痛风急性发作。所以晨练后立即补觉，不但不利于保健，还可能让人在白天感到身体疲乏、肌肉酸痛，甚至头痛。

第一章

第三章

第二章

第七章
痛风并发症不可怕

痛风患者往往会并发一些慢性病，如高血压、高脂血症、糖尿病以及肥胖症等。如果这些症状在日常生活中不注意控制，会使痛风患者的病情雪上加霜。本章从生活饮食方面列举了这些痛风并发症患者需注意的事项，希望可以为广大读者带去一些实质性帮助。

第五章

第四章

第六章

痛风并发高血压

　　高血压是一种常见的慢性疾病，主要是因动脉血压持续升高所致。当然，高血压也属痛风并发症的一种，一旦痛风并发高血压就会影响尿酸的排泄，导致体内尿酸量持续增多，进一步损害肾脏排出尿酸的功能。引起痛风并发高血压的主要原因是钠盐的摄入量过多，因此治疗痛风并发高血压的关键就是限制钠盐的摄入量。如果痛风并发高血压患者不及时治疗，就会引发更多并发症。因此，建议患者养成合理的饮食习惯，这样才有助于疾病的康复。

饮食建议

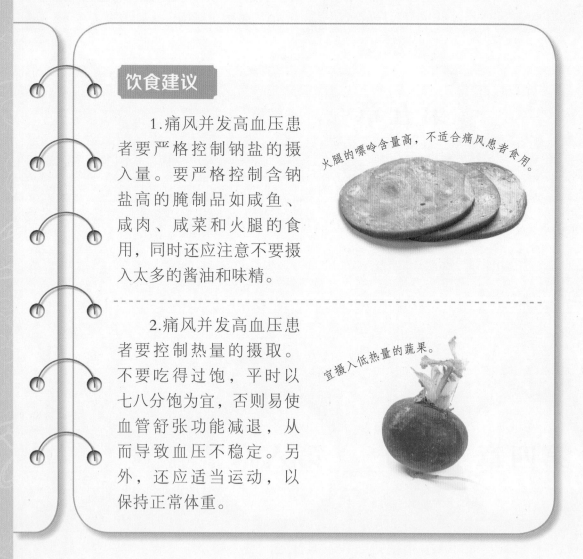

　　1.痛风并发高血压患者要严格控制钠盐的摄入量。要严格控制含钠盐高的腌制品如咸鱼、咸肉、咸菜和火腿的食用，同时还应注意不要摄入太多的酱油和味精。

火腿的嘌呤含量高，不适合痛风患者食用。

　　2.痛风并发高血压患者要控制热量的摄取。不要吃得过饱，平时以七八分饱为宜，否则易使血管舒张功能减退，从而导致血压不稳定。另外，还应适当运动，以保持正常体重。

宜摄入低热量的蔬果。

3.痛风并发高血压患者要控制嘌呤的摄入量。蛋白质摄取以脱脂与低脂奶制品、豆制品及适量鱼类等为主。鱼类中含不饱和脂肪酸，可以有效地改善血液凝固机制和血小板的功能，进而预防血栓形成，还可以起到降胆固醇的作用。因此，痛风并发高血压患者应选用低嘌呤的鱼类食用。此外，植物蛋白质虽然没有降压效果，但有助于降低胆固醇，预防脑卒中。

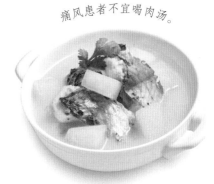

痛风患者不宜喝肉汤。

4.痛风并发高血压患者要控制胆固醇和脂肪的摄入量。慎食每100克食物中胆固醇含量大于200毫克的食物，应食用每100克食物中胆固醇含量小于100毫克的食物，这样还可以预防动脉硬化和冠心病等。

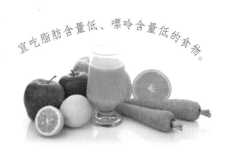

宜吃脂肪含量低、嘌呤含量低的食物。

5.痛风并发高血压患者应当食用富含镁、碘、锌、钾的低嘌呤蔬菜和水果，不仅有助于降血压，还可以促进尿酸的排泄。

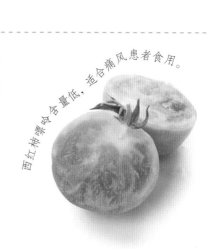

西红柿嘌呤含量低，适合痛风患者食用。

痛风并发高脂血症

高脂血症主要是由于脂肪代谢运转异常致使体内一种或多种血脂浓度过高，是常见的痛风性并发症之一。

高脂血症是一种全身性的疾病，属血脂异常。痛风并发高脂血症患者如果不能及时就医诊治，会导致病情恶化，严重时可引起肾功能衰竭等多种疾病。为了避免痛风并发高脂血症患者病情的加剧，建议患者及时就医治疗，同时还应当对饮食进行调整。

饮食建议

1.吃过多油腻的食物容易导致血液中胆固醇过多，附着沉积在血管上，造成动脉硬化，最终还会形成血栓。所以痛风并发高脂血症患者应该远离油腻食物。

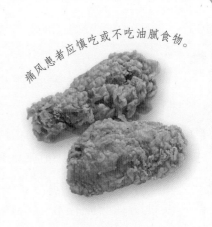

痛风患者应慎吃或不吃油腻食物。

2.痛风并发高脂血症患者要控制胆固醇的摄入量，每日摄入量不宜超过300毫克。应选用每100克中含100毫克以下胆固醇的食物，慎食每100克中含100~200毫克胆固醇的食物，尽量不食用每100克中含量超过200毫克胆固醇的食物，如蛋黄、动物内脏等。

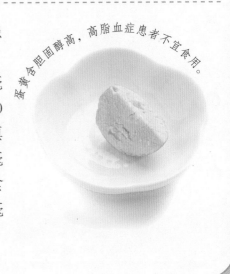

蛋黄含胆固醇高，高脂血症患者不宜食用。

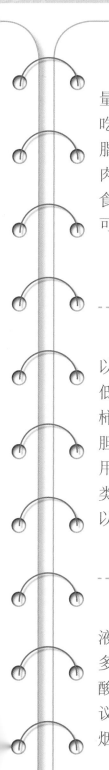

3.控制饱和脂肪酸的摄入量。痛风并发高脂血症患者应少吃或不吃富含饱和脂肪酸的动物脂肪，如猪油、奶油、奶酪和肥肉等，尽量避免甜食的摄入。多食含不饱和脂肪酸的食物，这样可以起到降胆固醇的作用。

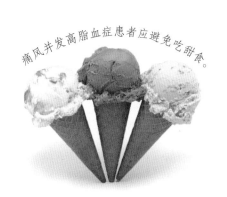

痛风并发高脂血症患者应避免吃甜食。

4.痛风并发高脂血症患者可以适当多食用富含膳食纤维的低嘌呤蔬菜，如胡萝卜、西红柿、苦瓜、芹菜等，可起到降胆固醇的作用。另外，还应多选用一些富含纤维素的粗粮、谷薯类食物，如燕麦、玉米面等，以达到降血脂的效果。

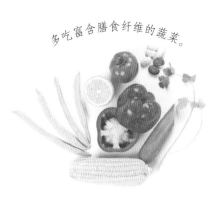

多吃富含膳食纤维的蔬菜。

5.戒烟酒。因为抽烟易使血液中胆固醇和甘油三酯含量增多，而饮酒可能会导致体内血尿酸水平增高而诱发痛风。所以建议痛风并发高脂血症患者不要抽烟、喝酒。

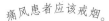

痛风患者应该戒烟。

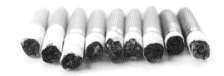

痛风并发冠心病

　　与正常人患冠心病相比较，痛风患者合并冠心病的发生率更高。有学者将高尿酸血症视为引起冠心病的危险因素之一，甚至有人称之为痛风性心脏病。但高尿酸血症是否可以作为引起冠心病的危险因素还存在争论。冠心病与痛风的病因都与患者的饮食不合理有密切的关系。因此，控制、选择、调节、平衡患者的饮食是防治这些疾病的重要措施。

　　其次选择合适的药物，避免药物相互作用影响尿酸的生成、排泄或葡萄糖代谢，避免药物不良反应加重肾脏损害或肝脏损害。在专科医师指导下选择药物，并定期检查血糖、尿酸、血常规、肝肾功能等指标，这样才能有效控制疾病，避免并发症发生。

饮食建议

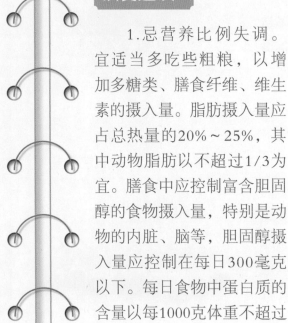

　　1.忌营养比例失调。宜适当多吃些粗粮，以增加多糖类、膳食纤维、维生素的摄入量。脂肪摄入量应占总热量的20%～25%，其中动物脂肪以不超过1/3为宜。膳食中应控制富含胆固醇的食物摄入量，特别是动物的内脏、脑等，胆固醇摄入量应控制在每日300毫克以下。每日食物中蛋白质的含量以每1000克体重不超过1克为宜。

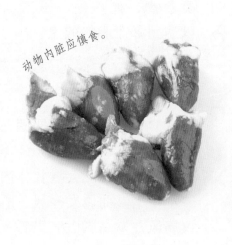

动物内脏应慎食。

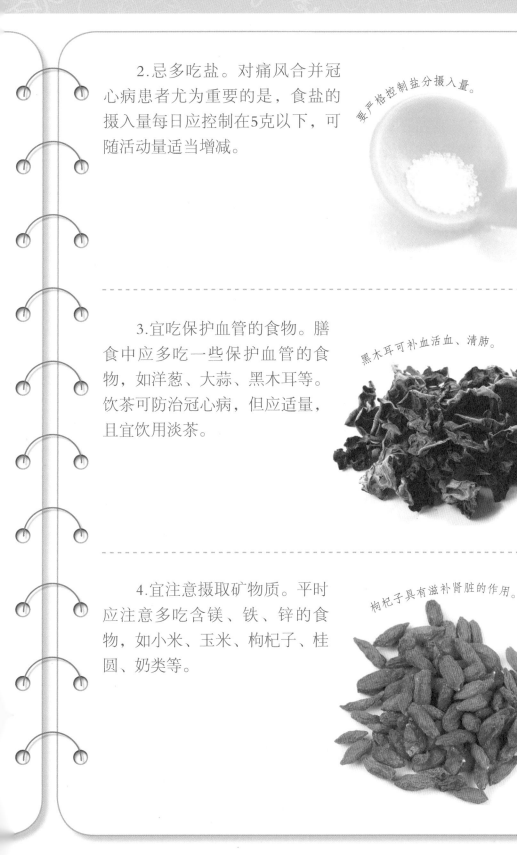

2.忌多吃盐。对痛风合并冠心病患者尤为重要的是，食盐的摄入量每日应控制在5克以下，可随活动量适当增减。

要严格控制盐分摄入量。

3.宜吃保护血管的食物。膳食中应多吃一些保护血管的食物，如洋葱、大蒜、黑木耳等。饮茶可防治冠心病，但应适量，且宜饮用淡茶。

黑木耳可补血活血、清肺。

4.宜注意摄取矿物质。平时应注意多吃含镁、铁、锌的食物，如小米、玉米、枸杞子、桂圆、奶类等。

枸杞子具有滋补肾脏的作用。

痛风并发糖尿病

　　糖尿病是常见的痛风并发症之一，主要以高血糖为特点，发病原因主要是由于遗传因素和免疫功能发生紊乱，导致胰岛功能减退，最终引发的一系列代谢紊乱综合征。高血糖是糖尿病的主要发病因素，而高尿酸是痛风主要发病因素，痛风并发糖尿病患者在饮食上要严格控制糖分和嘌呤的摄入量。因此，合理的饮食习惯对于痛风并发糖尿病患者至关重要。

饮食建议

　　1.痛风并发糖尿病患者要严格控制糖分和嘌呤的摄入量。平时尽量食用含糖量低的低嘌呤食物，如芹菜、冬瓜等，最好不食高嘌呤、高糖食物，有助于控制病情。

可适当多吃低嘌呤食物。

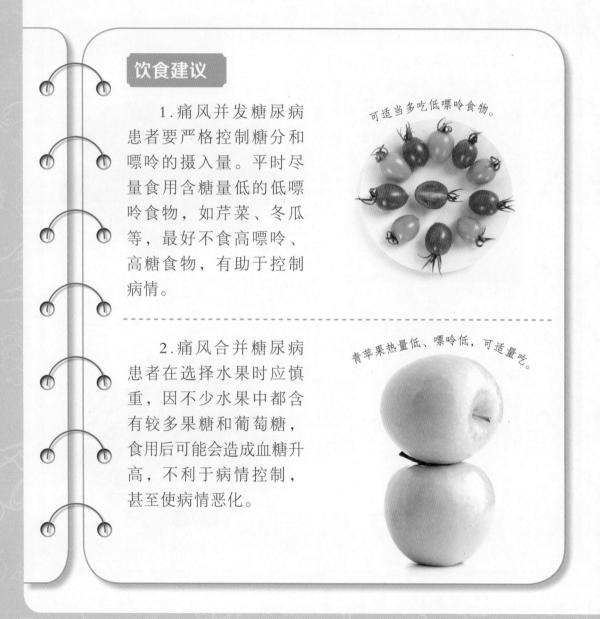

　　2.痛风合并糖尿病患者在选择水果时应慎重，因不少水果中都含有较多果糖和葡萄糖，食用后可能会造成血糖升高，不利于病情控制，甚至使病情恶化。

青苹果热量低、嘌呤低，可适量吃。

3.忌过量摄入碳水化合物。碳水化合物摄入过多会导致糖、脂肪、嘌呤代谢失常，易诱发或加重糖尿病、高血压、痛风、血脂紊乱等。痛风并发糖尿病患者应选择粗粮细粮混合食物食用，如杂粮馒头等。

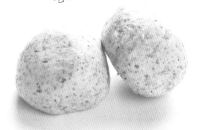
吃粗粮有助于控制血糖。

4.痛风并发糖尿病患者要控制脂肪和蛋白质的摄入量。尽量以植物性脂肪为主，这样不仅有利于降低动物脂肪的摄入量，而且还可预防动脉硬化和冠心病。另外，患者还应选用低嘌呤的优质蛋白食用。

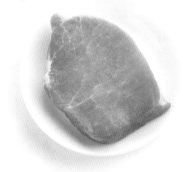
瘦肉脂肪含量低，可适量吃。

5.痛风并发糖尿病患者宜控制盐的摄入量，应保持每日盐的摄入量在5克以下。除限制食盐的摄入外，还应减少高盐食品的摄入，如黄酱、甜面酱、酱油、咸菜、咸鱼、咸肉、腌雪里蕻、泡菜等。

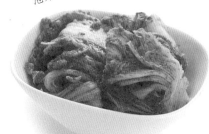
泡菜含盐量高，应少吃。

痛风并发肥胖症

　　单纯性肥胖主要是由于机体病理性改变，促使脂肪细胞数目增多、体积增大，脂肪堆积过多，造成体重持续增长，最终导致症状的发生。单纯性肥胖又被称为原发性肥胖，也是痛风患者常见的并发症之一。肥胖患者前期能够通过高胰岛素来控制血糖含量，维持平衡，但是后期由于胰腺合成胰岛素的功能减弱，导致胰岛素不能够维持正常的血糖平衡，易诱发糖尿病等多种并发症的出现。所以对于痛风并发肥胖症的患者，如果不能及时有效地控制病情，会使病情加剧，严重者可导致脂肪性肝炎、肝硬化等多种疾病。

饮食建议

　　1.少用煎、炸的烹饪方法。宜采用蒸、煮、烧等烹饪方法。煎、炸食物脂肪含量较高，且能刺激食欲，不利于减肥。一日进食餐次应因人而异，宜少量多餐。

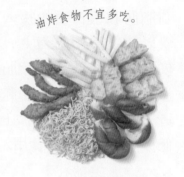
油炸食物不宜多吃。

　　2.忌多吃高脂肪食物。痛风并发肥胖症患者饮食中应控制脂肪的摄入量，平时少吃肥肉、蛋糕、巧克力、冰激凌等脂肪含量高的食物。

蛋糕热量高，不宜多吃。

　　3.忌过多吃糖。含单糖量高的食品，如麦芽糖、果糖、蜜饯及甜点心等，应尽量少吃或不吃。

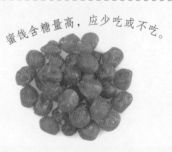
蜜饯含糖量高，应少吃或不吃。

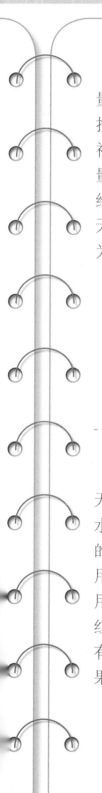

4.宜合理控制热量，但千万不可盲目控制饮食，以免发生神经性厌食。在低热量饮食中，蛋白质供给量不可过高，以每天摄入蛋白质50~75克为宜。

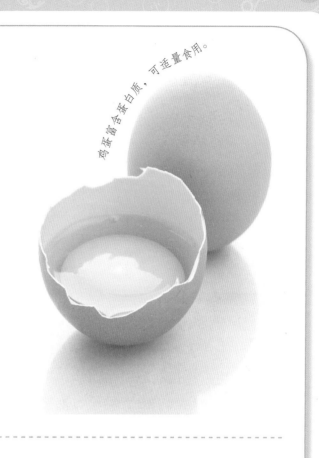

鸡蛋富含蛋白质，可适量食用。

5.保证维生素和无机盐的供应。新鲜水果和蔬菜含有丰富的维生素，可适量食用。适用于减肥者食用的蔬菜有黄瓜、西红柿、芹菜等，水果有西瓜、柚子、苹果、橙子等。

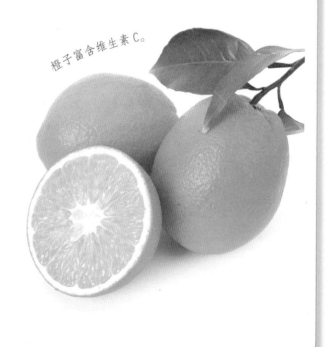

橙子富含维生素C。

痛风石

对于病程较长，特别是病程超过10年，而且血尿酸水平长期得不到有效控制，经常出现痛风急性发作的患者，在关节周围、软骨、肌腱及软组织或耳郭等处的皮下，可能会出现淡黄色或白色、大小不一的隆起赘生物（疙瘩），质地偏硬状似圆形石子，医学上称之为痛风石。痛风石大小各异，沉积部位各不相同，治疗起来也要因人而异。

一. 痛风石的成因

痛风石的发生与高尿酸血症的持续时间长短正相关。痛风病史越长和高尿酸血症越严重者，痛风石的数量就越多，体积也就越大。相反，如果痛风患者血尿酸水平长期控制在正常范围内，则出现痛风石的机会就少，而且即便有体积也较小。

二. 痛风石的易发部位

除中枢神经系统外，几乎在所有组织中均可形成痛风石。但以耳郭、第1跖趾、手指和肘部等关节周围较为常见，常呈灰白色的硬结。痛风石的数目及大小是反映痛风病情轻重、病程长短和血尿酸水平高低的一项直观标志。只有纠正高尿酸血症，才是预防或减少痛风石发生和发展的根本措施。

三．痛风石的治疗方法

痛风石发生的部位不同，大小不同，治疗方法也不尽相同。一般而言，痛风石越大，对机体造成的损害就越严重，可考虑手术取石。

1.位于关节腔内的痛风石对关节的损坏极大，极易导致关节畸形，应尽快手术取石。

2.位于心内、肾脏、角膜及眼球后的痛风石，可导致严重的心律失常、肾功能不全、闭塞性青光眼及失明等严重后果，应尽快手术取石或肾脏排石。

3.位于关节周围较大的痛风石，可导致骨破坏，诱发和加重关节畸形，应尽快手术取石，以解除对关节的压迫。

四．痛风石治疗方

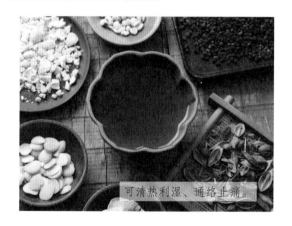

可清热利湿、通络止痛。

湿热痹型痛风石

取滑石、薏米、蚕砂、红小豆、连翘各15克，半夏、防己、山栀各12克，杏仁10克。混合后加水煮汤去渣服用。有清热利湿、通络止痛的功效。适用于关节肿胀、疼痛、灼热，夜间痛甚，心烦口燥，小便黄赤的痛风石患者。需在医师指导下，根据实际情况使用方剂。

顽痹型痛风石

用桃仁、红花、当归、五灵脂各10克，地龙、秦艽、川芎、牛膝、羌活各12克，没药6克，甘草9克，黄柏15克，混合后加水煮汤去渣服用。有祛痰清热、活血通络的功效。适用于关节红肿疼痛反复发作、关节肿大、畸形僵硬、关节附近及皮下出现痛风石的患者。需在医师指导下，根据实际情况使用方剂。

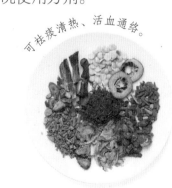

可祛痰清热、活血通络。

痛风肾

尿酸在血中以尿酸盐的形式运行，当其在血液中的浓度超过其在血液中的溶解度时，过量的尿酸盐将形成结晶，在肾脏中沉积，导致肾脏损伤，称之为痛风性肾病，也叫高尿酸性肾病，简称痛风肾。痛风病史10年以上的患者大多肾脏受累，若不及时治疗，随着时间推移，将逐渐进入慢性肾功能不全阶段，进而会发展成尿毒症。

长期高尿酸血症是导致痛风肾的重要原因，在高尿酸血症基础上诱发的高血压、肾结石等进一步加剧了痛风患者的肾脏损伤。因此降尿酸治疗是痛风肾首要的治疗方向，而降血压、降血脂、降血糖、抗凝及肾结石等治疗也是痛风肾治疗的重要组成部分。

饮食建议

1.低嘌呤饮食。宜选含嘌呤低的食物，如洋葱、柑橘、牛奶、鸡蛋等；不宜食含嘌呤高的食物，如动物内脏和各种肉汤、肉汁及菌藻类。

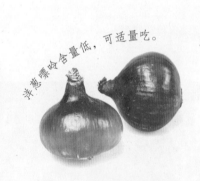

洋葱嘌呤含量低，可适量吃。

2.多吃碱性食物。碱性的人体环境能提高尿酸盐溶解度，且这类物质多富含维生素C，能促进组织内尿酸盐溶解，有利于尿酸排出。

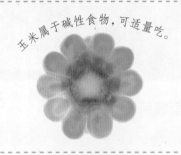

玉米属于碱性食物，可适量吃。

3.慎食辛辣、刺激性食物，戒烟酒。可适量喝淡茶，不宜喝浓茶。

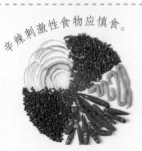

辛辣刺激性食物应慎食。